Rania Kaddoussi
Nessrine Fahem

Síndrome da caverna superior e cancro broncopulmonar primário

Rania Kaddoussi
Nessrine Fahem

Síndrome da caverna superior e cancro broncopulmonar primário

síndrome da veia cava superior

ScienciaScripts

Imprint

Any brand names and product names mentioned in this book are subject to trademark, brand or patent protection and are trademarks or registered trademarks of their respective holders. The use of brand names, product names, common names, trade names, product descriptions etc. even without a particular marking in this work is in no way to be construed to mean that such names may be regarded as unrestricted in respect of trademark and brand protection legislation and could thus be used by anyone.

Cover image: www.ingimage.com

This book is a translation from the original published under ISBN 978-620-6-72256-4.

Publisher:
Sciencia Scripts
is a trademark of
Dodo Books Indian Ocean Ltd. and OmniScriptum S.R.L publishing group

120 High Road, East Finchley, London, N2 9ED, United Kingdom
Str. Armeneasca 28/1, office 1, Chisinau MD-2012, Republic of Moldova, Europe
Printed at: see last page
ISBN: 978-620-8-10214-2

ÍNDICE

CAPÍTULO 1
INTRODUÇÃO

A síndrome da veia cava superior (VCS) é a expressão clínica da obstrução da veia cava superior por compressão extrínseca, processo invasor da veia ou trombose. As manifestações clínicas estão relacionadas com o aumento da pressão venosa a montante da obstrução e dependem da rapidez com que a obstrução se instala[1]. [A primeira descrição foi feita em 1757 por William HUNTER de compressão por aneurisma aórtico de origem sifilítica. Desde então, muitas etiologias foram descritas, e sua importância mudou ao longo dos anos. Enquanto na primeira metade do século XX as doenças infecciosas eram as principais causas, os tumores malignos do mediastino e do pulmão são atualmente a causa mais comum de síndrome da veia cava superior. Ocorre em 3 a 4% dos doentes com cancro e em 90% dos casos é secundária a carcinomas broncopulmonares e linfomas.

O quadro clínico pode ser discreto ou com risco de vida [2]. O objetivo deste estudo é descrever o perfil clínico, radiológico e evolutivo da síndrome selar superior associada ao cancro broncopulmonar (CBP), bem como os métodos de tratamento terapêutico. Neste estudo, propomo-nos também a avaliar a sobrevida dos doentes com SCS de origem neoplásica e a identificar e analisar os vários factores de prognóstico.

CAPÍTULO 2
MATERIAIS E MÉTODOS

I. Tipo de estudo

Trata-se de um estudo retrospetivo dos registos dos doentes internados no Serviço de Pneumologia do Hospital Universitário Fattouma Bourguiba de Monastir durante o período de 1990 a 2020 por síndrome da cava superior secundária a cancro broncopulmonar primário.

1. Critérios de inclusão

■A presença de uma síndrome da veia cava superior clínica ou radiológica em doentes com carcinoma brônquico primário confirmado histologicamente de qualquer tipo.

■Idade ≥ 18 anos.

II. Estudo de população

1. Critérios de exclusão

■Todos os casos em que o diagnóstico não tenha sido confirmado histologicamente.

■SCS associada a cancro do pulmão secundário.

No total, foram identificados 108 casos no nosso estudo.

III. Recolha de dados

As informações registadas para cada doente referiam-se à idade, sexo, profissão, hábitos tabágicos, antecedentes patológicos e sinais respiratórios e funcionais gerais.

A avaliação inicial incluiu :

■Um exame físico completo.

■Uma avaliação do índice de massa corporal (IMC).

■Uma radiografia do tórax

■Fibroscopia brônquica, exceto se for contra-indicada.

■Meios de confirmação do diagnóstico de PBC

■Avaliação da extensão do PBC

■Investigações específicas da síndrome da veia cava superior

■Tratamento de CBP e SCS

■Progressão e sobrevivência da PBC e SCS.

IV. Classificação e avaliação

O estado geral dos doentes foi avaliado utilizando a pontuação do estado de desempenho da OMS (Anexo 1). No final da avaliação inicial, foi estabelecida para cada doente uma classificação TNM (Tumor Node Metastasis) de acordo com a edição 7ème (anexo 2).

A avaliação da resposta do tumor ao tratamento foi baseada na escala RECIST

(Critérios de Avaliação da Resposta em Tumores Sólidos) versão 1.1 (apêndice 3).

V. Sobrevivência

Este é o período de tempo entre a data do diagnóstico de SCS de origem neoplásica e a data da morte ou a data da última notícia dos doentes. A recolha de dados sobre a sobrevivência dos doentes baseou-se nos registos médicos dos doentes que faleceram no hospital e no contacto telefónico com a família dos doentes que faleceram em casa.

VI. Análise estatística e estudo dos factores de prognóstico

Os dados foram introduzidos e analisados com recurso ao software SPSS versão 21.

As variáveis quantitativas foram expressas como médias ± desvios-padrão. As variáveis qualitativas foram expressas em percentagens.
As correlações foram estudadas utilizando o teste X2.

A sobrevivência foi analisada utilizando o método de Kaplan-Meier.

A sobrevivência foi comparada de acordo com as diferentes variáveis de prognóstico utilizando o teste Log-Rank na análise univariada.
A análise multivariada foi realizada utilizando o modelo de Cox para identificar os factores independentes. O modelo incluiu todas as variáveis com um valor de $p < 0,2$ na análise univariada.
Para todos os testes estatísticos, o nível de significância estatística foi fixado em 5%.

I. Caraterísticas demográficas dos doentes

1. Idade

A idade dos nossos doentes na altura do diagnóstico variou entre os 28 e os 88 anos, com uma média de 60,2 ± 11,3 anos. A maioria dos doentes tinha idades compreendidas entre os 61 e os 70 anos (Figura 1):

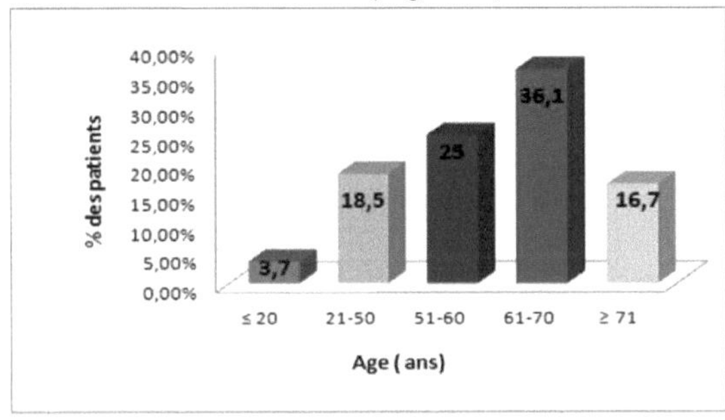

Figura 1: Distribuição etária dos doentes

2. Tipo

A distribuição dos doentes por género mostrou uma clara predominância masculina, com 106 homens (98%) em comparação com 2 mulheres (2%) (Figura 2).
A proporção entre os sexos era de 53.

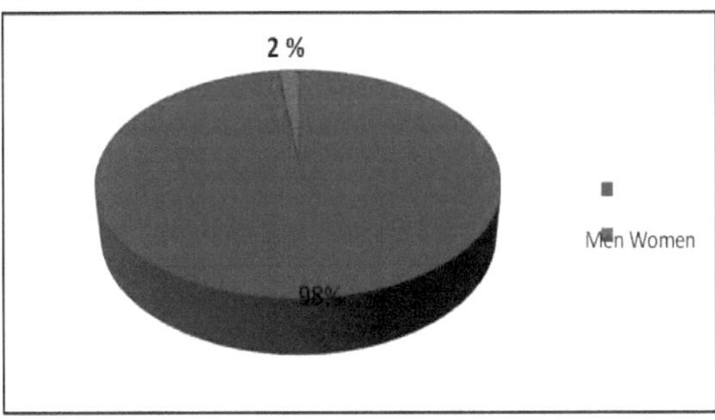

Figura 2: Repartição dos doentes por género

3. Estado de fumador

Setenta e quatro doentes (68,5%) eram fumadores e todos eram do sexo masculino. O tabagismo variou entre 10 e 132 anos-maço (a.a.), com uma média de 55,1 a.a. ± 27,2 a.a. (Figura 3).O tabagismo pesado (≥ 20 PA) foi encontrado em 87,7% dos fumadores. Nos 33 ex-fumadores, a duração média da cessação tabágica foi de 34,8 meses.

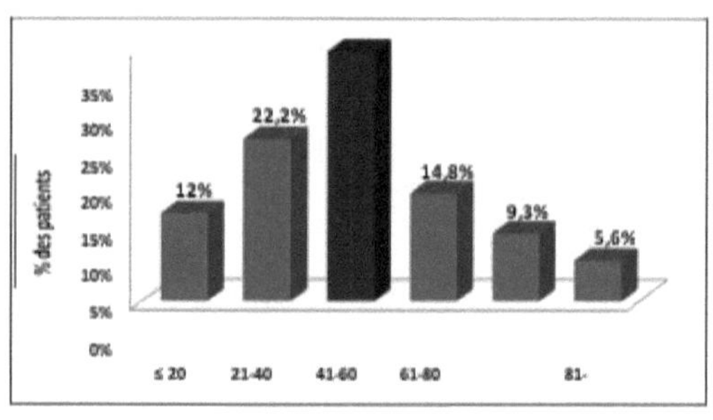

Figura 3: Distribuição dos doentes de acordo com a intensidade do tabagismo

II. Caraterísticas clínicas

1. Prazo de consulta

O tempo médio decorrido entre o aparecimento dos primeiros sinais funcionais e a primeira consulta foi de 59,2 dias. Este atraso foi superior a 3 meses em 25,9% dos casos.

2. Clínica

2-1- Manifestações associadas ao cancro broncopulmonar 2-1-1- Sinais respiratórios

Os sintomas respiratórios consistiam principalmente em dor torácica em 57,4% dos casos, tosse em 51,8% dos casos e dispneia de intensidade variável em 43,5% dos casos. Estes sintomas estavam frequentemente associados (Figura 4):

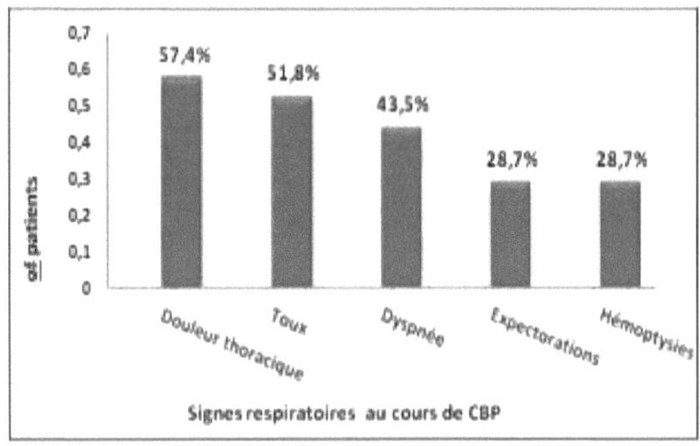

Figura 4: Distribuição dos sintomas respiratórios no cancro broncopulmonar

2-1-2- Sinais extra-respiratórios

Os principais sintomas extra-respiratórios estão resumidos no quadro seguinte (quadro 1):

Tabela 1: Distribuição dos sintomas extra-respiratórios do cancro broncopulmonar

Sinais extra-respiratórios	Número de casos	Percentagem (%)
Dores de cabeça	4	3,7
Adenopatia periférica	4	3,7
Défice motor	3	2,7
Dores nos ossos	2	1,8
Tonturas	2	1,8
Perturbações sensoriais	1	0,9
Dor abdominal	1	0,9
Disfonia	9	8,3
Disfagia	2	1,8

As metástases foram indicativas de CBP em 19 doentes (15,4%). Os locais secundários mais frequentes foram o cérebro em 3 casos (2,8%) e os gânglios linfáticos em 4 casos (3,7%).

2-1-3- Sinais gerais

Verificaram-se alterações do estado geral em 35 doentes (32,4%), com astenia, anorexia e perda de peso. A perda de peso variou entre 1 e 26 kg, com uma média de 8,1±5,5 kg.

2-1-4- Descobertas acidentais

A descoberta radiológica incidental de CBP foi registada em 6 doentes (5,5%).

2-1-5- Sinais físicos

• Pontuação do estado de desempenho da OMS (PS) :

A avaliação do estado geral no momento do diagnóstico de CBP, de acordo com o escore PS da OMS, revelou um PS ≤ 2 em 24 pacientes (22,2%) (Tabela 2) :

Tabela 2: Pontuação do estado de desempenho da OMS (PS)

	PS		Número de casos	Percentagem (%)
0		7		6,48
1		77		71,2
≥ 2		24		22,2

•Sinais no peito :

O exame físico dos pulmões revelou polipneia em 31 doentes (28,7%), síndroma do líquido pleural em 11 doentes (10,1%) e síndroma venoso superior em 63 doentes (58,3%). O exame era normal em 45 doentes (41%).

•Sinais extra-torácicos :

Verificou-se hipocratismo digital em 14 doentes (12,9%), adenopatia periférica (cervical, supra-clavicular e axilar) em 21 doentes (19,4%), febre em 5 doentes e nódulo cutâneo em 4 doentes. O exame neurológico revelou um défice motor em 5 casos (4,6%), parestesias em 2 casos (1,8%) e uma síndrome cerebelosa em 1 caso (tabela 3):

Quadro 3: Sinais extra-torácicos de cancro broncopulmonar

Sinais extra-torácicos		Número de casos		Percentagem (%)
Adenopatia periférica	21		19,4	
Hipocratismo digital	14		12,9	
Febre	5		4,6	
Nódulo cutâneo	4		3,7	
Hepatomegalia	3		2,7	
Défice motor	5		4,6	
Parestesias	2		1,8	
Síndrome cerebelar	1		0,9	

2-2- Manifestações clínicas específicas da síndrome da cava superior

No grupo estudado, a obstrução da veia cava superior era sintomática em 63 doentes (58,3%), e radiologicamente detetável nos restantes. A síndrome da veia cava superior foi indicativa de CBP em 45 pacientes (41,7%). Foi metacrónica (surgiu após a descoberta da CBP) em 18 casos (16,6%) dos doentes, com um início médio de 30 dias.

•Sinais clínicos sugestivos de SCS :

Para além dos sinais funcionais respiratórios sugestivos de SCS, como dispneia ou tosse, e dos sinais neurológicos, como cefaleias em 4 dos nossos doentes e tonturas em 2 doentes, foram observados sinais hemodinâmicos específicos da SCS em 63 doentes, estando estes sinais frequentemente associados. O preenchimento dos recessos supra-claviculares e o edema facial foram os sinais mais frequentes (tabela 4):

Quadro 4: Sinais físicos da síndrome da veia cava superior

Sinais físicos de DBS	Número de casos	Percentagem (%)
Edema facial	43	68,2
Preenchimento dos recessos supra-claviculares	49	77,7
Circulação venosa colateral	39	61,9
Aumento do volume do pescoço	26	41,2
Turgidez das veias jugulares	24	38
Cianose	5	7,9
Edema dos membros superiores	13	20,6

•Gasometria :

Os gases sanguíneos em ar ambiente foram medidos em 67 doentes (62%). Foi registada hipoxemia ≤ 70 mmHg em 21 doentes (19,4%) e hipoxemia grave ≤ 55 mmHg em 6 doentes (5,6%). A hipercapnia foi registada em 4 doentes (3,7%).

•Sinais de gravidade :

Foram registados sinais clínicos e gasométricos de gravidade em 8 doentes. A dispneia inspiratória foi o sinal predominante (tabela 5):

Tabela 5: Sinais de gravidade da síndrome da veia cava superior

Sinais de gravidade	Número	Percentagem (%)
Dispneia	6	9.5
Dessaturação	6	9.5
Cianose	5	7.9
Sinais de luta	5	7.9

III. Radiografia do tórax

Foram efectuadas radiografias do tórax em todos os doentes. Os vários aspectos radiológicos estão resumidos na tabela abaixo (Tabela 6):

Tabela 6: Aspectos radiológicos do cancro broncopulmonar

Aspectos radiológicos	Número de casos	Percentagem (%)
Normal	1	0 ,9
Opacidades hilares	36	33,3
Opacidades mediastino-pulmonares	27	25
Opacidades intra-parenquimatosas	22	20,3
Aumento do mediastino	13	12
Infiltrar-se	2	1,8
Pulmão branco	3	2,7
Lise costal	1	0,9

A topografia das opacidades era predominantemente direita em 92 doentes (85,2%).

IV. Fibroscopia brônquica

A fibroscopia traqueobrônquica foi efectuada em 94 doentes (87%). A fibroscopia foi contra-indicada em 10 casos (9,2%) e recusada por 4 doentes (3,7%). Foi detectada patologia em 85 doentes (90,4%). Os vários aspectos endoscópicos são apresentados na tabela seguinte (Tabela 7):

Quadro 7: Aspectos endoscópicos do cancro broncopulmonar

Aspectos endoscópicos	Número	Percentagem (%)
Estenose endobrônquica	40	37
Infiltração da mucosa brônquica	35	32,4
Espessamento dos esporões	41	40
Botão endoluminal	30	27,7
Inflamação	13	12
Compressão intrínseca	12	11,1
Hemorragia	3	2,7
Paralisia das cordas vocais.	3	2,7
Normal	9	8,3

A localização das lesões endoscópicas está detalhada na tabela seguinte (Tabela 8):

Tabela 8: Localização das lesões endoscópicas no cancro broncopulmonar

Sede social	Trabalhadores		Percentagem (%)
Traqueia	16	18,8	
Carene	12	14,1	
Brônquio principal direito	22	25,8	
Brônquio principal esquerdo	7	8,23	
Lobar superior direito	57	67	
Lobar médio direito	6	7	
Lobar inferior direito	7	8,2	
Tronco intermédio	16	18,8	

Foram efectuadas biópsias brônquicas em 64 casos, ou seja, 68% das fibroscopias realizadas.

V. Confirmação do diagnóstico

A confirmação do diagnóstico foi obtida por vários meios, que se encontram resumidos no quadro seguinte (quadro 9):

Quadro 9: Meios de confirmação do diagnóstico

Meios de confirmação do diagnóstico	Número de casos	Percentagem (%)
Biópsia brônquica	64	59,2
Citologia do líquido brônquico	7	6,4
Biópsia do tumor por tomografia computorizada	19	17,5
Toracotomia	4	3,7
Biópsia pleural	3	2,7
Citologia do líquido pleural	1	0,9
Citologia do esputo	1	0,9
Biopsia de adenopatia periférica	5	4,6
Biópsia de pele	3	2,7
Biopsia de uma metástase	2	1,8
Citopunctura dos gânglios linfáticos	7	6,4

VI. Anatomopatologia

A confirmação histopatológica foi efectuada em todos os doentes. O estudo anatomopatológico das várias amostras revelou: carcinoma de células pequenas (CEC) em 40,7% dos casos, carcinoma de células escamosas (CCE) em 29,6% dos casos e adenocarcinoma (ADK) em 25,9% dos casos. Os diferentes tipos histológicos estão agrupados na figura seguinte (Figura 5):

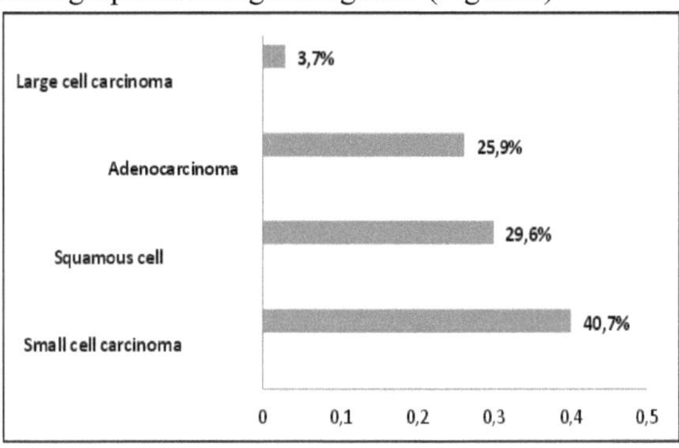

Figura 5: Distribuição dos tipos histológicos do cancro broncopulmonar

VII. Investigação da síndrome da veia cava superior e avaliação da extensão

1. Tomografia computorizada (TC) do tórax

1-1- Investigação da síndrome da caverna superior

A TC de tórax com injeção de contraste foi utilizada para diagnosticar a obstrução da veia cava superior em 106 doentes, ou seja, em 98,1% dos casos; dois doentes morreram antes da realização da TC de tórax. O tempo de realização da TAC nos doentes sintomáticos em relação aos sinais clínicos de DBS variou entre 3 dias e 77 dias, com uma média de 28 dias. Este exame também permitiu diagnosticar a DBS em 45 doentes assintomáticos. A TC de tórax mostrou invasão tumoral em 62,2% dos casos, compressão extrínseca da VCS em 37,7% dos casos, que se deveu principalmente ao tumor, e circulação venosa colateral em 17,9% dos casos. Os diferentes tipos de lesões encontradas nos exames de TC torácica estão resumidos na figura seguinte (Figura 6):

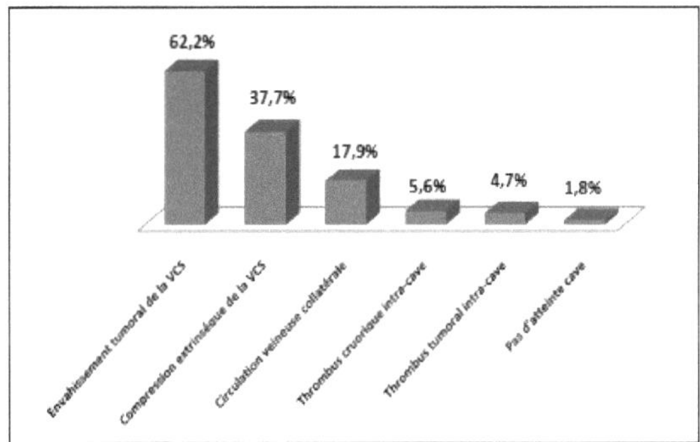

Figura 6: Exames da síndrome da veia cava superior

1-2- Invasão loco-regional e metástases

A invasão loco-regional ocorreu principalmente na veia cava em 98,1% dos casos, na artéria pulmonar em 43,3% dos casos, na traqueia em 30,1% dos casos, na pleura parietal em 30,1% dos casos e na aorta em 20,7% dos casos (figura 7).

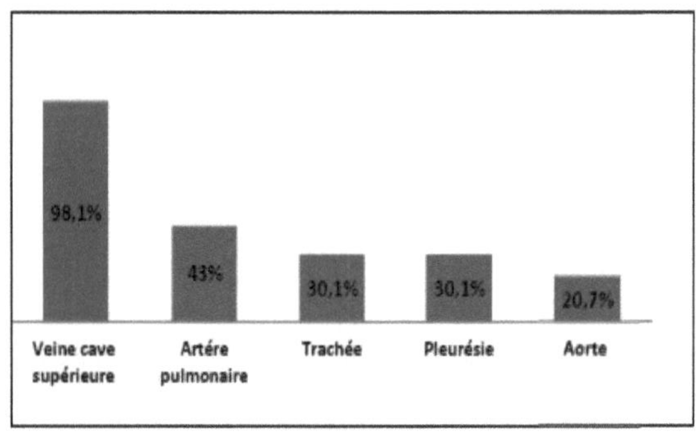

Figura 7: Tomografia computorizada do tórax: Invasão loco-regional

Localizações pulmonares homolaterais foram encontradas em 11 pacientes (15,2%) e contralaterais em 20 pacientes (27,7%).

2. Ultrassom abdominal

Foram realizadas ecografias abdominais em 63 doentes, 50 das quais deram resultados normais. As localizações abdominais secundárias mais frequentemente encontradas foram a hepática em 8 doentes e a suprarrenal em 5 doentes. As diferentes metástases estão descritas na tabela seguinte (tabela 10):

Tabela 10: Localizações secundárias do cancro broncopulmonar na ecografia abdominal.

Metástases	Número de trabalhadores (n)	Percentagem (%)
Hepático único	1	1,5
Doença hepática múltipla	5	7,9
Suprarrenal unilateral	3	4,7
Suprarrenal bilateral	1	1,5
Adenopatia abdominal isolada	1	1,5

3. TAC cerebral

Foram efectuadas tomografias computorizadas cerebrais em 78 doentes, 68 das quais eram normais. Foram detectadas metástases cerebrais em 7 doentes e metástases cerebrais associadas a metástases cerebelares em 3 doentes.

4. Outros exames para a síndrome da veia cava superior 4-1- Ecografia cervical

A ecografia cervical foi realizada em 8 dos nossos doentes. Foi detectada trombose jugular em 2 doentes, trombose jugular associada a trombose subclávia em 1 doente, trombose jugular associada a adenopatia cervical em 1 doente e adenopatia cervical isolada em 1 doente; os restantes doentes apresentavam uma ecografia cervical normal.

4-2- Ecografia venosa com Doppler dos membros superiores

A ecografia venosa com Doppler do membro superior foi efectuada em 5 doentes. Mostrou trombose em 2 casos: uma subclávia e outra subclávia. radial, ulnar e subclávia.

VIII. Estádios

1. Carcinoma de células pequenas (SCC)

O CPC encontrava-se na fase difusa em 28,7% dos casos (Tabela 11).

Quadro 11: Classificação do cancro de pequenas células

Estádios	Número de casos	Percentagem (%)
Localizado	13	12
Difusão	31	28,7
Total	44	40,7

2. Carcinoma de células não pequenas (NSCC)

O CPNPC foi diagnosticado num estádio avançado em 35 doentes, ou seja, em 32,4% dos casos (Tabela 12).

Quadro 12: Classificação do cancro de células não pequenas

Estádios	Número		Percentagem (%)
IIIA		10	9,2
IIIB		19	17,6
IV		35	32,4
Total		64	59,2

IX. Tratamento

Os doentes foram tratados de duas formas: tratamento sintomático da síndrome da veia cava superior e tratamento da PBC.

1. Tratamento sintomático da síndrome da cava superior

No grupo de doentes estudado, o tratamento sintomático da SCS envolveu uma combinação de oxigenoterapia, corticosteróides, anti-coagulantes e diuréticos. Em alguns doentes, foi utilizada radioterapia torácica depressiva.

1-1- Tratamento

O tempo entre a descoberta do DBS e o tratamento medicamentoso variou de 3 a 150 dias, com uma média de 25,3 dias.

1-1-1- Oxigenoterapia

A oxigenoterapia foi administrada em 15 doentes (13,4%). O caudal variou de 1 a 6 l/min. A oxigenoterapia de longa duração (LTO) foi indicada em 4 doentes com hipoxemia $\leq$ 55 mmHg.

1-1-2- Terapia com corticosteróides

Foram administrados corticosteróides em 63 doentes (58,3%). A corticoterapia parentérica inicial baseou-se essencialmente no hemisuccinato de hidrocortisona (HCS) na dose de 200 a 800 mg/d. A corticoterapia oral de seguimento baseou-se na Prednisolona na dose de 10 a 120 mg/d em 75% dos doentes. A restrição de sódio foi associada em todos os casos. A duração média do tratamento intravenoso foi de 14,5 $\pm$ 9 dias. A duração total da terapêutica com corticosteróides variou entre 12 e 192 dias, com uma média de 81,3 $\pm$ 68,7 dias.

1-1-3- Anti-coagulação

Foi administrada anti-coagulação em 30 doentes (27,7%). A heparina de baixo peso molecular (HBPM) em dose curativa foi utilizada em 27 doentes e a heparina não fraccionada em 3 doentes. A anti-coagulação sobreposta utilizou anti-vitamina K em 7 doentes e os restantes mantiveram a HBPM. A duração total do tratamento anticoagulante variou de 5 a 144 dias, com uma média de 14 dias.

1-1-4- Diuréticos

Foram prescritos diuréticos em apenas 1 doente.

1-2- Radioterapia torácica descompressiva

Quarenta e dois doentes (38,8%) foram submetidos a radioterapia torácica depressiva.

A irradiação mediastino-pulmonar externa rápida de alta dose foi efectuada numa dose de 3 Grays por dia durante os primeiros dias, com uma dose total de 6 a 30 Grays.

O tempo médio entre a síndrome da veia cava superior e a radioterapia torácica descompressiva foi estimado em 40 dias.

2. Gestão do cancro broncopulmonar

2-1- Tratamento sintomático

Foi prescrito tratamento sintomático em 106 doentes (98,1%) (tabela 13):

Quadro 13: Tratamentos sintomáticos para o cancro broncopulmonar.

Tratamento	Número de casos	Percentagem (%)
Analgésicos ligeiros	55	51,8
Analgésicos à base de morfina	50	47,1
Corticóides	63	59,4
Oxigenoterapia de longa duração	4	3,7
Anticoagulantes	30	28,3
Radioterapia descompressiva torácica	42	39,6
Radioterapia descompressiva da medula espinal	2	1,8
Radioterapia cerebral paliativa	9	8,4

2-2- Radioterapia torácica curativa

Vinte e sete pacientes (25%) foram submetidos a radioterapia torácica curativa. A dose de RT curativa variou de 20 a 65 grays e a dose média foi de 38 ± 18,4 grays. O tempo médio entre o diagnóstico de CBP e a radioterapia foi de 113,3 ± 62,1 dias.

2-3- Quimioterapia

2-3-1- Quimioterapia de primeira linha

A quimioterapia foi indicada em 82 doentes (76%). As principais contra-indicações para a quimioterapia foram o comprometimento do estado geral (18 casos), a idade avançada (1 caso), a insuficiência respiratória (4 casos), a etiologia infecciosa (2 casos) ou a recusa do doente (1 caso). O tempo médio entre o diagnóstico e a quimioterapia foi de 40 dias. O número médio de cursos foi de 4,1 ± 2,5. Cinquenta e cinco doentes (51%) receberam pelo menos 3 cursos de quimioterapia, tendo sido utilizada uma combinação de dois produtos em quase todos os doentes.

► **CNPC :**

Quadro 14: Quimioterapia de primeira linha de acordo com o estádio em CPNPC

Stades	Nombre des cas	Pourcentage (%)
IIIA	4	4,8
IIIB	16	19,5
IV	26	31,7

Os produtos de quimioterapia de primeira linha utilizados estão resumidos no quadro seguinte (quadro 15):

Quadro 15: Produtos de quimioterapia de primeira linha para o CPNPC

Tipo de associação	Número de casos	
Alimta		1
Cisplatyl-VP16		12
Cisplatyl-Gemzar		13
Cisplatyl-Taxotere		2
Cisplatyl-Alimta		9
Carboplatina-Gemzar		2
Carboplatina-Navelbina		1

► **CPC :**

A quimioterapia prescrita baseou-se no VP16 e em sais de platina.

Quadro 16: Quimioterapia no TPC

Classificação	Número de casos		Percentagem (%)
Localizado		13	15,8
Difusão		26	31,7

Os produtos de quimioterapia de primeira linha utilizados estão resumidos na tabela seguinte (tabela 17):

Quadro 17: Produtos de quimioterapia de primeira linha na TPC

Type d'association	Nombre des cas
Cisplatyl-VP16	37
Carboplatine-VP16	2

2-3-2- Quimioterapia de segunda linha

Cinco doentes receberam quimioterapia de segunda linha após não terem respondido à quimioterapia de primeira linha. O número de tratamentos foi de 2,33±0,8. Os produtos utilizados estão resumidos na tabela seguinte (tabela 18):

Quadro 18: Quimioterapia de segunda linha

CNPC		CPC	
Cisplatyl-Taxotére	1		
Taxotére	1	Cisplatyl-VP16	2
Cisplatyl-Gemzar	1		

3. Complicações relacionadas com o tratamento

3-1- Tratamento medicamentoso
A hiponatremia complicou apenas um caso tratado com corticosteróides para a síndrome da cava superior.

3-2- Radioterapia (RT) torácica

Ocorreram complicações relacionadas com a RT em 18 casos, incluindo 7 doentes que desenvolveram radiodermatite e 8 doentes tiveram esofagite pós-radiação (tabela 19):

Quadro 19: Complicações da radioterapia torácica no cancro broncopulmonar e síndrome da veia cava superior

Tipo de complicação	Força de trabalho	
Radiodermatite		7
Esofagite		8
Fibrose		1
Candidíase		1
Laringite		1

3-3- Quimioterapia

As principais complicações da quimioterapia foram hematológicas em 28 doentes, digestivas em 25 e hepáticas em 9. A tabela seguinte apresenta o detalhe das complicações encontradas (tabela 20):

Quadro 20: Complicações da quimioterapia

Tipo de complicação Natureza de complicações	Número	Percentagem de
Anemia	17	30,35%
Toxicidade hematológicaLeukopenia	11	19,64%
Neutropenia	10	17,85%
Trombocitopenia	6	10,71%
Toxicidade digestiva vómitos	24	42,85%
diarreia	1	1,7%
Citólise por toxicidade hepática	4	7,1%
Colestase	5	8,9%
Toxicidade renal	2	3,5%
Alopécia	3	5,3%

X. Evolução

1. Síndrome da veia cava superior

1-1- Resposta ao tratamento

A resposta da SCS ao tratamento foi avaliada em 69 doentes. O tempo de resposta ao tratamento variou de 10 a 60 dias, com uma média de 29 dias ± 18,1 dias.

► Clinicamente, 50 pacientes foram reavaliados: 9 doentes apresentaram uma resposta completa, 29 doentes apresentaram uma resposta parcial, 9 doentes apresentaram um agravamento da SCS e 2 doentes apresentaram uma estabilização.

► Em termos de exames, 14 pacientes foram reavaliados, 11 dos quais apresentaram regressão da invasão tumoral da VCS.

► Apenas 5 pacientes foram avaliados clínica e escanograficamente. O tempo decorrido entre a realização da ECS e o exame de avaliação variou de 7 dias a 168 dias, com uma média de 104 ± 44,7 dias.

Tabela 21: Diferentes tipos de resposta ao tratamento na síndrome da veia cava superior

Tipo de resposta NúmeroNatureza da resposta Número Percentagem			
Resposta completa		11	16%
Resposta clínica55Resposta parcial		32	46 ,3%
Agravamento da SCS		9	13%
estabilização		3	4 ,3%
Regressão de			
Invasão de resposta		15	21,7%
digitalizações	síndrome tumoral		
19	cave superior		
	Impermeabilização de		
	a veia cava	4	5,7%
	superior		

A resposta da síndrome da veia cava superior ao tratamento medicamentoso é descrita em pormenor na tabela seguinte (tabela 22):

Tabela 22: Resposta da SCS ao tratamento medicamentoso.

	Réponse complète	Réponse partielle	Stabilisation	Aggravation
Corticoïdes	7	15	0	5
Corticoïdes + Anticoagulants	2	13	2	3

A resposta da síndrome da veia cava superior à radioterapia descompressiva torácica foi registada em 28 doentes (tabela 23):

Tabela 23: Resposta da SCS à radioterapia descompressiva torácica.

	Réponse complète	Réponse partielle	Stabilisation	Aggravation
Radiothérapie thoracique décompressive	7	21	2	4

1-2- Reincidência

A recorrência da SCS após a melhoria clínica ou escanográfica inicial foi registada em 12 doentes, ou seja, em 11,1% dos casos. Foi essencialmente clínica em 11 doentes, com um atraso médio de 22 dias.

❖ Destes 12 doentes: 5 tiveram uma recidiva da síndrome da veia cava superior com o tratamento medicamentoso, 3 submetidos a quimioterapia e 2 submetidos a uma combinação de tratamento médico e quimioterapia, e 2 submetidos a radioterapia descompressiva torácica.

O tratamento desta recorrência envolveu vários métodos, que estão resumidos no quadro seguinte (quadro 24):

Tabela 24: Tratamento da recorrência na síndrome da veia cava superior

Médio	Força de trabalho		Percentagem (%)	
Corticóides		12		100
Dose curativa de HBPM		6		50
HNF		1		8,3
O2		4		33,3
RT paliativa		6		50

2. Cancro bronco-pulmonar

2-1- Resposta à quimioterapia

Dos 82 doentes que receberam quimioterapia, 45 foram avaliados (Tabela 25):

Tabela 25: Resposta à quimioterapia na CBP

	CPC	CNPC
Resposta total	1	1
Resposta parcial	20	7
Estabilização	2	4
Progressão do tumor	4	6

2-2- Resposta à radioterapia torácica curativa

27 pacientes foram submetidos a radioterapia torácica curativa, com resposta avaliada em 9 pacientes (tabela 26):

Tabela 26: Resposta à radioterapia torácica curativa em SCS e CBP

	CPC	CNPC
Resposta total	3	3
Resposta parcial	1	0
Sem resposta	1	1

XI. Sobrevivência e factores de prognóstico

1. Sobrevivência global

Oitenta e nove pacientes (82,4%) morreram, 9 pacientes (8,3%) sobreviveram e 10 pacientes foram perdidos no seguimento. A sobrevivência mediana dos nossos doentes foi de 7 meses. A sobrevivência ao fim de 1 e 2 anos foi de 22% e 6%, respetivamente.

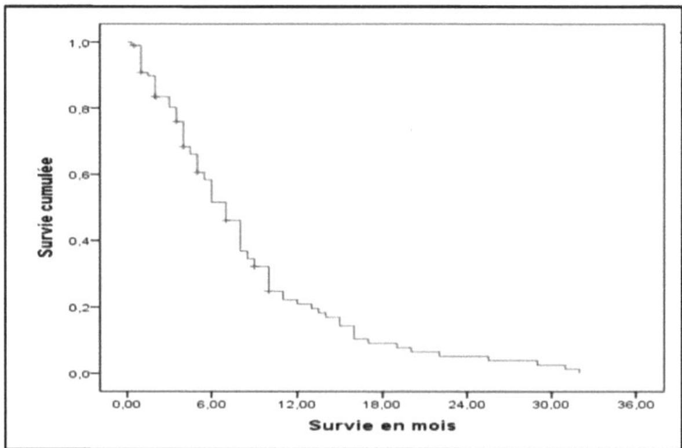

Figura 8: Curva de sobrevivência global

2. Factores de prognóstico

A. Estudo univariado

1. Caraterísticas demográficas

1-1- Idade

Os doentes com mais de 60 anos tiveram uma taxa de sobrevivência superior à dos doentes com menos de 60 anos, mas a diferença foi estatisticamente insignificante (tabela 27).

Tabela 27: Sobrevivência em função da idade

Age	Nombre des cas	Médiane de survie en mois	P
≤ 60 ans	46	6 ±1,07	
< 60 ans	52	7 ± 0,81	0,22

1-2- Sexo

Os homens tiveram melhor sobrevida do que as mulheres, mas a diferença foi estatisticamente insignificante (tabela 28):

Tabela 28: Sobrevivência por sexo

Género	Número de casos	Sobrevivência mediana	P
Homens	97	7 ± 0,60	0,14
Mulheres	1	3,5 ± 0,60	

1-3- Fumar

1-3-1- Situação do fumador

Os não fumadores e os ex-fumadores tiveram uma taxa de sobrevivência mais elevada do que os fumadores, mas a diferença foi estatisticamente insignificante (tabela 29):

Tabela 29: Sobrevivência de acordo com o estatuto de fumador

Estado de fumador	Número de casos	Sobrevivência mediana em meses	P
Não fumadores ou ex-fumadores	33	8 ± 1,57	0,13
Fumadores	65	6 ± 0,69	

1-3-2- Fumar

Entre os fumadores e ex-fumadores, não houve diferença estatisticamente significativa entre os doentes quanto aos hábitos tabágicos (tabela 30):

Tabela 30: Sobrevivência de acordo com os hábitos tabágicos

Hábitos tabágicos	Número de casos	Mediana de sobrevivência em mês	P
≤ 50 PA	53	7 ± 0,8720	,35
> 50 PA	45	7 ± 0,762	
2. Caraterísticas clínicas			

2-1- Co-morbilidades respiratórias

A mediana de sobrevivência foi próxima entre os doentes com e sem co-morbilidades respiratórias, mas a diferença não foi significativa (tabela 31):

Tabela 31: Sobrevivência de acordo com as co-morbilidades respiratórias

Co-morbilidades respiratório	Número de casos	Sobrevivência média em meses	P
não	66	7 ± 0,930	,5
sim	32	7 ± 1,05	

2-2- IMC

Os doentes obesos sobreviveram mais tempo do que os restantes doentes, mas a diferença foi estatisticamente insignificante (tabela 32):

Tabela 32: Sobrevivência em função do IMC

BMI	Número de casos	Sobrevivência mediana em meses	P	
<18,5	10	6 ± 3,55		
18,5-24,99	44	7 ± 0,68	0,07	
≥25	15	10± 5,87		
2-3- Desperdício em conjunto				

A sobrevivência mediana foi quase a mesma para os doentes com perda de peso recente e para os que não a tinham, e a diferença não foi estatisticamente significativa (tabela 33):

Tabela 33: Sobrevivência de acordo com a perda de peso

Perda de peso	Número	Sobrevivência mediana em meses	P
não	83	7 ± 0,6710	,18
sim	15	7 ± 2,714	
2-4- Estado geral			

O estado geral, avaliado pelo score de performance status da OMS, influenciou claramente a sobrevivência dos nossos doentes. De facto, a sobrevida mediana dos doentes com um score PS OMS < 2 foi de 8 meses, em comparação com 3,5 meses para os doentes com um score ≥ 2, com uma diferença estatisticamente significativa (tabela 34) (figura 10):

Tabela 34: Sobrevivência de acordo com a pontuação PS da OMS

Pontuação PS da OMS	Número de casos	Mediana de sobrevivência	P	
< 2	75	8 ± 0,60	< 0,001	
≥ 2	23	3.5 ± 0,79		

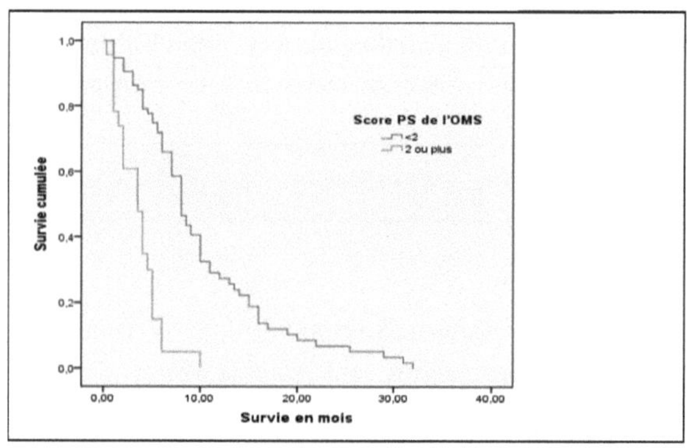

Figura 9: Curva de sobrevivência em função da pontuação PS da OMS.

3. Caraterísticas da função respiratória 3-1- FEV1

Os pacientes com VEF1 ≥ 70% do valor teórico tiveram melhor sobrevida em relação aos pacientes com déficit ventilatório com VEF1 < 70%. A diferença foi estatisticamente significativa (Tabela 35) (Figura 9):

Tabela 35: Sobrevivência em função do FEV1

VEF1	Número de casos	Sobrevivência mediana em meses	p
< 70%	48	6 ± 0,83	0,04
≥70%	23	9 ± 1	

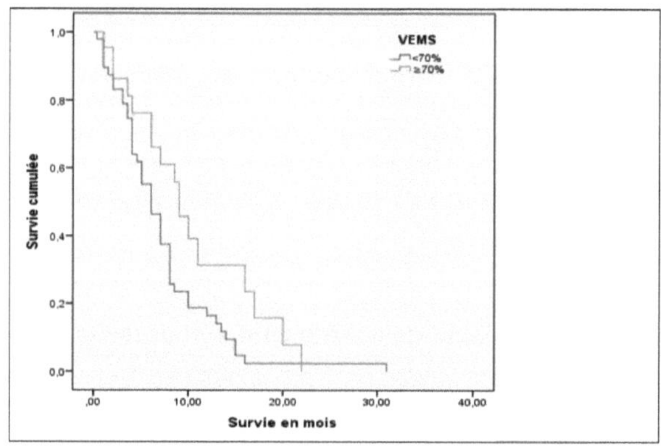

Figura 10: Curva de sobrevivência em função do FEV1.

3-2- PaO2

A insuficiência respiratória crónica reduziu significativamente a sobrevivência dos nossos doentes. doentes (tabela36) (figura 10):

Tabela 36: Sobrevivência em função da PaO2

PaO2	Nombre de cas	Médiane de survie en mois	P
< 70 mmHg	17	4 ± 0,5	0,017
≥ 70 mmHg	62	8 ± 0,74	

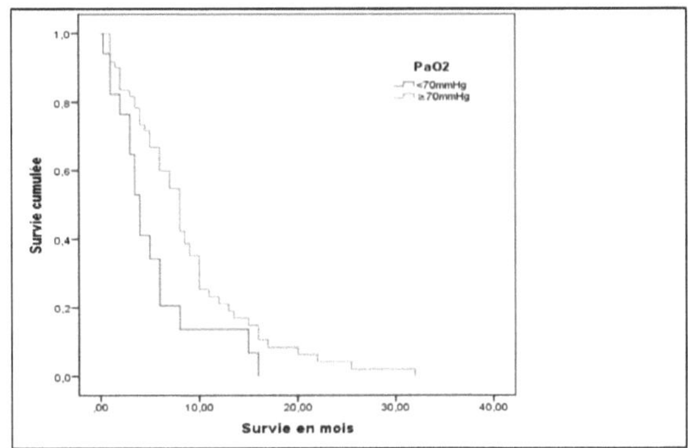

Figura 11: Curva de sobrevivência em função da PaO2.

3-3- PaCO2

A hipercapnia reduziu a sobrevivência dos doentes, mas a diferença não foi estatisticamente significativa. significativa (tabela 37):

Tabela 37: Sobrevivência em função da PaCO2

PaCO2	Número de casos	Sobrevivência mediana em meses	P
< 45 mmHg	75	7 ± 0,8	0,5
≥ 45 mmHg	2	6	

4. Anatomopatologia e avaliação da extensão

4-1- Tipo histológico

A sobrevivência dos doentes com carcinoma de células pequenas foi melhor do que a dos doentes com carcinoma de células não pequenas, com uma diferença estatisticamente significativa (tabela 38) (figura 11):

Tabela 38: Sobrevivência por tipo histológico

Tipo histológico	Número de casos	Sobrevivência mediana em meses	P
CNPC	61	5 ± 0,60	
CPC	37	8.5 ± 0,94	0,002

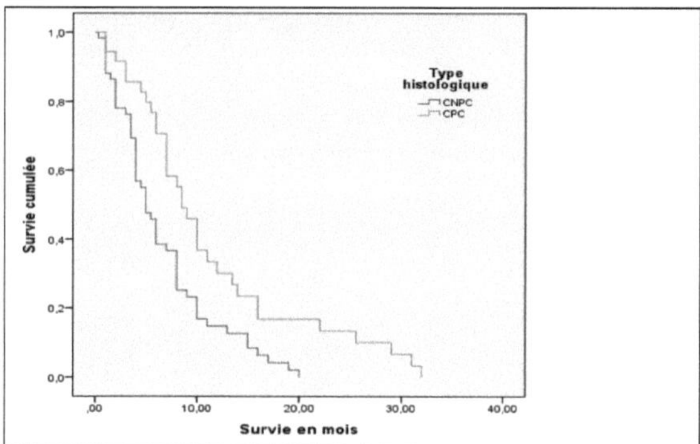

Figura 12: Curva de sobrevivência de acordo com o tipo histológico

4-2- Avaliação da extensão

4-2-1- Estadios TNM

- **CNPC :**

Os doentes com tumores localizados ou localmente avançados tiveram melhor sobrevivência do que os doentes com tumores metastáticos, mas a diferença não foi estatisticamente significativa (tabela 39).

Tabela 39: Sobrevivência por estádio de NSCLC

Estádio	Número de casos	Sobrevivência mediana em meses	P	
IIIA	8	6 ± 1,41		
IIIB	11	9 ± 1,8		0,13
IV	42	5 ± 0,4		

- **CPC :**

Os doentes com tumores difusos tiveram uma sobrevivência reduzida (tabela 40):

28

Tabela 40: Sobrevivência de acordo com o estádio do CPC

Estádio	Número de casos	Sobrevivência mediana em meses	P
localizado	11	13 ± 2,37	0,11
Difusão	26	7± 1,04	

4-2-2- Número de locais metastáticos

Os doentes com um único local metastático tiveram melhor sobrevivência do que os doentes com múltiplos locais metastáticos, com uma diferença estatisticamente significativa (tabela 41) (figura 12):

Tabela 41: Sobrevivência em função do número de locais metastáticos

Número de sítios metastático	Número de casos	Sobrevivência mediana em mês	p
1	27	7 ± 0,94	0,061
≥ 2	40	5 ± 0,72	

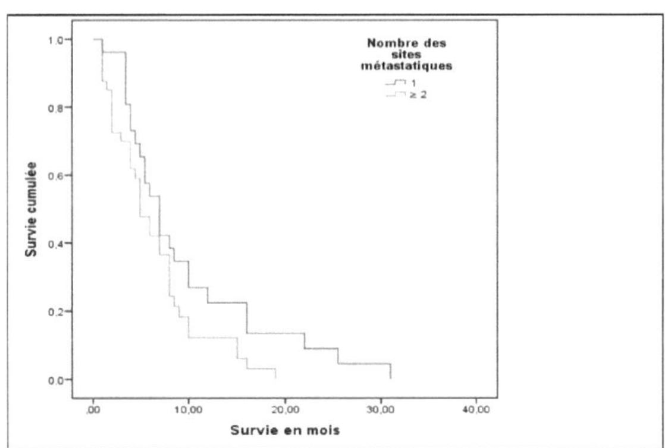

Figura 13: Curva de sobrevivência em função do número de locais metastáticos

5. Síndrome da cava superior

5-1- Síndrome venosa superior sintomática versus não sintomática

A sobrevivência foi melhor nos doentes não sintomáticos, mas a diferença estatística não foi significativa (tabela 42):

Tabela 42: Sobrevivência de acordo com a sintomatologia da DBS

Síndrome da veia cava superior sintomático	Número de caso	Sobrevivência mediana em meses	P
Não	44	8 ± 0,51	
Sim	54	5.5 ± 0,65	0,19

5-2- Sinais da gravidade da síndrome da cava superior

Os doentes com DBS com sinais de gravidade tiveram uma sobrevivência mais curta com uma diferença estatisticamente significativa (tabela 43) (figura 13):

Tabela 43: Sobrevivência de acordo com os sinais de gravidade da DBS

Sinais de gravidade	Número de casos	Sobrevivência mediana em meses	P
não	87	7 ±0,57	
sim	6	3 ± 91	0,028

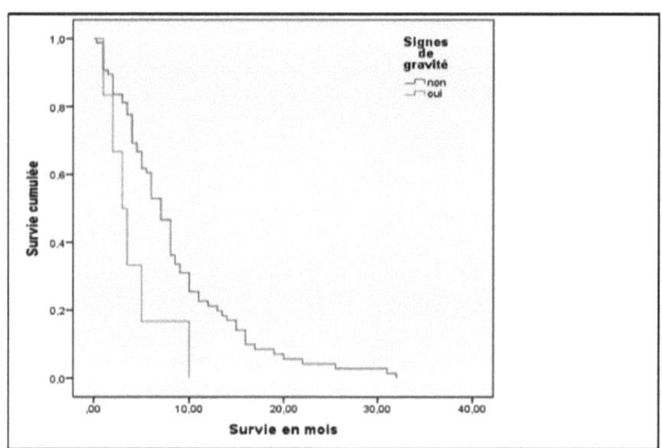

Figura 14: Curva de sobrevivência de acordo com os sinais de gravidade da DBS

6. Tratamento
6-1- Tratamento do cancro broncopulmonar
6-1-1- Tratamento de NSCLC

Na nossa série, os doentes tratados apenas com quimioterapia tiveram uma melhor sobrevivência do que os outros doentes tratados apenas com radioterapia, radioquimioterapia ou tratamento sintomático (tabela 44) (figura 14):

Tabela 44: Sobrevivência de NSCLC de acordo com o tratamento

Tratamento	Número de casos	Sobrevivência mediana em meses	P
Tratamento sintomático	19	4 ± 1,06	0,003
Radioterapia curativa	5	4 ± 0,27	
Quimioterapia	25	8 ± 0,47	
Radioquimioterapia	12	4 ± 0,52	

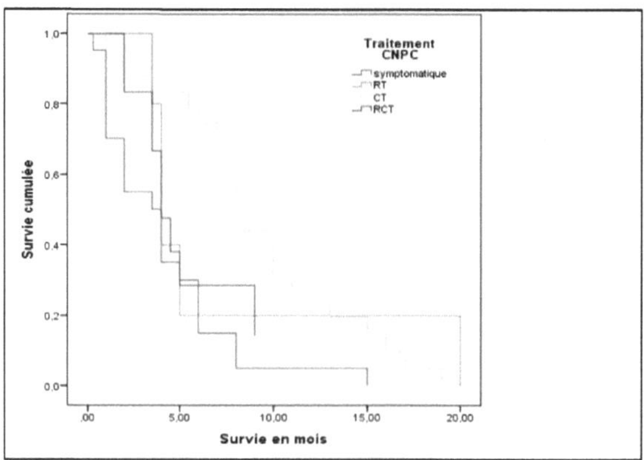

Figura 15: Curva de sobrevivência para NSCLC em função do tratamento

6-1-2- Tratamento do TPC

Os doentes tratados com radioquimioterapia tiveram uma melhor sobrevivência (tabela 45) (figura 15):

Tabela 45: Sobrevivência de CPCs de acordo com o tratamento

Tratamento	Número de casos	Sobrevivência mediana em meses	P
Tratamento sintomático	3	3	< 0,001
Radioquimioterapia	5	29 ± 11	
Quimioterapia	29	8,5 ± 1,28	

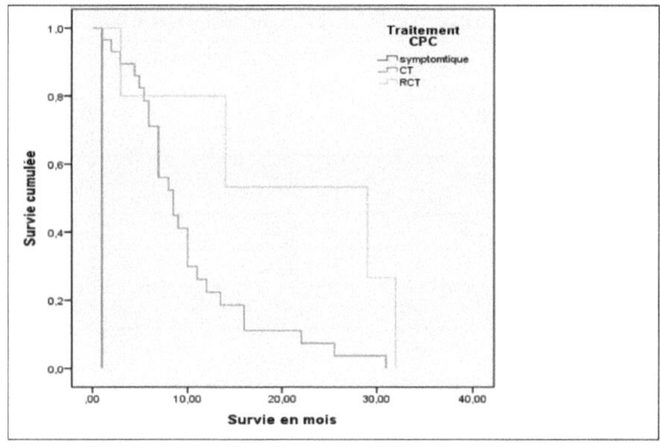

Figura 16: Curva de sobrevivência para o CPC em função do tratamento

6-2- Tratamento da síndrome da caverna superior

6-2-1- Radioterapia torácica descompressiva

Os doentes que receberam RT torácica descompressiva tiveram melhor sobrevivência do que os que não receberam RT torácica paliativa (tabela 46).

Tabela 46: Sobrevivência de acordo com a RT descompressiva torácica :

Radioterapia torácica descompressivo	Número de casos	Sobrevivência mediana em meses	P
Não efectuado	17	4 ± 1,02	0,15
Fabricado	37	6 ± 1,43	

6-2-2- Tratamento

O tratamento medicamentoso da SCS teve influência na sobrevivência dos doentes, mas a diferença não foi significativa (tabela 47) (figura 16):

Tabela 47: Sobrevivência de acordo com o tratamento medicamentoso com SCS

Tratamento medicamentoso da síndrome da veia cava superior	Número de caso	Sobrevivência mediana em meses	P
Não	61	6 ± 0,95	0,6
Sim	31	8 ± 0,83	

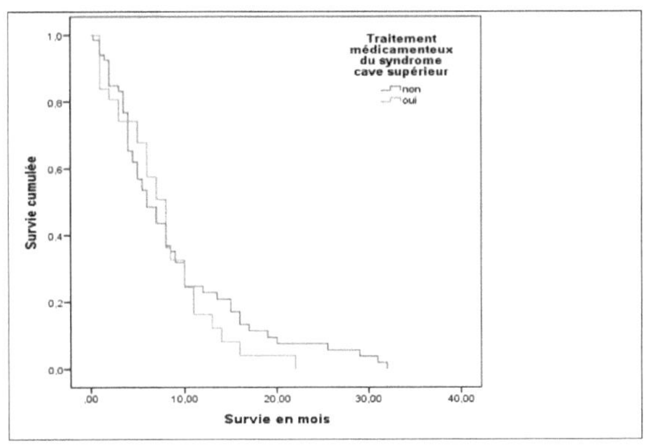

**Figura 17: Curva de sobrevivência em função do tratamento
medicamentoso para DBS**

B. Estudo múltiplo

Os factores preditivos de mortalidade por síndrome da veia cava superior na
CBP foram :
Sexo masculino, tabagismo, deterioração do estado geral, presença de 2
metástases ou mais e presença de sinais clínicos de gravidade da DBS.

**Tabela 48: Estudo multivariado dos factores que predizem a mortalidade
por síndrome da veia cava superior na CBP**

	RH	IC 95%	P
Sexo masculino	13,78	1,7-111,9	0,014
Estado de fumador	1,78	1,1-2,9	0.019
Estado geral deficiente	5,28	2,9-9,5	< 0,001
Metástases > 2	2,26	1,2-4,3	0,12
Sinais de gravidade	2,59	1,08-6,17	0,03

CAPÍTULO 4
DISCUSSÃO

A síndrome da veia cava superior (VCS), associada à obstrução da veia cava superior (VCS) e/ou dos troncos venosos braquiocefálicos, foi descrita pela primeira vez por William Hunter, em 1757, a partir da observação de um paciente com aneurisma sacular da aorta torácica complicando sífilis terciária [3]. Em 1857, William Stockes descreveu um quadro ainda mais grave num homem de 36 anos com edema do pescoço e face, dispneia extrema e dilatação da veia jugular direita e das veias toraco-abdominais superficiais [4].

A obstrução da VCS pode ser aguda ou crónica, parcial ou total. Pode resultar de compressão extrínseca, infiltração da parede venosa por um tumor ou, mais raramente, trombose. Embora a proporção de etiologias não tumorais tenda a aumentar, nomeadamente devido à utilização cada vez mais frequente de cateteres venosos centrais, a SCS continua a estar predominantemente associada a uma lesão maligna em 74% a 95% dos casos [2,5,6,7,8,9,10,11]. Atualmente, o câncer broncopulmonar responde por 80 a 85% das causas mais freqüentes de SCS em adultos [9,10,12,13,14,15]. Com este estudo, procurámos traçar um perfil demográfico, clínico, radiológico e evolutivo, bem como a conduta terapêutica da síndrome da veia cava superior associada ao cancro broncopulmonar. Procurámos ainda determinar a sobrevida dos doentes com SCS de origem maligna, bem como os principais factores de prognóstico.

1. Antecedentes anatómico-fisiopatológicos

A síndrome da veia cava superior (VCS) é a expressão clínica da obstrução da veia cava superior (VCS) por compressão extrínseca, mais comumente um processo invasor da veia ou trombose, levando ao aumento da pressão venosa nos territórios encefálico, braquial e torácico. Como componente do compartimento de Barety, a VCS é a estrutura deste espaço restrito que oferece a menor resistência à compressão devido à sua parede fina e à baixa pressão (< 5 mmHg) no seu interior. Na patologia tumoral, o SCS é mais frequentemente secundário a uma compressão extrínseca por uma massa do mediastino médio e/ou anterior, nomeadamente um tumor do lobo superior direito ou adenopatias paratraqueais ou pré-carenais. Na sequência desta compressão, desenvolve-se uma circulação colateral que desvia o fluxo sanguíneo para o sistema ázigo ou para a veia cava inferior e depois para o coração. As principais vias de derivação são a veia ázigo, a veia mamária interna, as veias torácicas laterais, os plexos espinais, as veias toraco-epigástricas, frénicas e mediastínicas. Uma SCS aguda será, portanto, muito mais difícil de tolerar do que uma síndrome da cava de evolução crónica, caso em que as colaterais terão tido tempo de se desenvolver. A progressão da SCS maligna é geralmente rápida, com uma média de 3,2 semanas entre o início da SCS e o seu diagnóstico. Outros factores influenciam a gravidade e a tolerabilidade da síndrome da veia cava superior, em particular o nível de obstrução em relação à saída da veia ázigo, sendo os sintomas clínicos mais acentuados se a obstrução estiver localizada abaixo da saída da veia ázigo. Outros factores envolvidos na tolerância da SCS são o grau de obstrução da veia cava superior e a presença de trombo associado [2] .

2. Dados demográficos dos doentes

1. Idade

A idade média dos nossos doentes, aquando do diagnóstico de SCS de origem, foi de 60,2 ± 11,3 anos. Na literatura, a maioria dos autores refere uma média de idades que varia entre os 56,6 e os 60,5 anos (tabela I)

Quadro 49: Idade média durante o SCS :

Autor / estudo	Idade média	Extremos
Kazdaghli BE (16)	56,7	[40-86]
D.Da Ines (6)	60,5	[44-81]
N.F lires (17)	56,6	[21-74]
L. Fekih (2)	57,8	[40-86]
Lynn D (7)	58	---
Richie CL chan (18)	65	[3-91]
A nossa série	60,2	[28-88]

Isto pode ser explicado pela idade média de início da CBP, que, de acordo com os dados do registo de cancro (Norte da Tunísia), é de 61,5 anos [6,19]. De acordo com estudos, a idade média de diagnóstico da CBP situa-se entre os 60 e os 70 anos [19,20, 21].

2. Tipo

A maioria dos estudos sobre a SCS de origem neoplásica pulmonar refere com frequência um predomínio do sexo masculino (tabela II).

Quadro 50: Distribuição por género durante o SCS :

Autor / estudo	Homens (%)
Kazdhagli BE (16)	100
N.F Pires (17)	83,3
Fekih L (22)	100
D.Da Ines (6)	61,7
Lynn D (7)	100
A nossa série	98,1

Esta predominância masculina é explicada pela elevada frequência de ocorrência
de CBP nos homens [19,23].

3. Fumar

O principal fator de risco para a CBP continua a ser o tabagismo, o que explica a
elevada frequência de doentes fumadores nos vários estudos de CBP associados
a uma neoplasia pulmonar [16,17]. A intoxicação tabágica é frequentemente
significativa, com uma média superior a 40 PA em vários estudos [16,17]. Na
nossa série foi de 55,1 PA.

3. Caraterísticas clínicas

1. Historial médico

1.1.DPOC

Existe uma associação frequente entre a DPOC e a CBP, devido ao facto de
estas duas doenças partilharem o mesmo fator de risco (tabagismo). Esta
associação varia de estudo para estudo. Na nossa série, 23,1% dos nossos
doentes apresentavam DPOC (Tabela III).

Tabela 51: Histórico de DPOC em pacientes com PBC

Autores	DPOC (%)
Jindal (24)	20,2
Imperatório (25)	30
A nossa série	23,1

1.2.Tuberculose pulmonar

As sequelas pleuropulmonares da tuberculose são um fator de risco para o cancro
do pulmão. Este risco aumenta com a idade das lesões [26]. Na nossa série, a

história de tuberculose pulmonar foi encontrada em 5 casos (4,6%).

1.3. Neoplasia

Entre os factores de risco para o desenvolvimento de CBP, a história familiar de cancro é um fator determinante. A predisposição genética interfere com outros factores de risco no desenvolvimento da CBP. Na nossa série, 10 doentes (9, 25%) tinham uma história familiar de cancro. Esta taxa varia entre 4% e 16% de acordo com os estudos [19, 27, 28].

2. Prazo de consulta

O tempo médio entre o início dos sintomas compatíveis com CBP ou DBS e a primeira consulta foi de 59,2 dias. Este período é frequentemente bastante longo, variando entre 41 e 99 dias [19, 29,30].

3. Manifestações clínicas associadas à SCS

Na fase de estado, a SCS não tem especificidade etiológica, para além dos sinais que a acompanham. As manifestações da SCS são desencadeadas ou agravadas por todas as circunstâncias que aumentem a pressão na veia cava superior (VCS), nomeadamente a anteflexão, o decúbito e o esforço, particularmente dos membros superiores. As formas assintomáticas em que a SCS é diagnosticada imagiologicamente são raras na literatura [2, 31, 32]. Na nossa série, a obstrução da VCS foi sintomática em 58,3% dos casos e os achados radiológicos em 41,7% dos casos. A DBS foi indicativa de CBP em 45 pacientes, o que é consistente com a literatura (Tabela IV).

Tabela 52: Frequência de SCS reveladora na PBC

Estudo	Frequência de revelação de SCS (%)
D.Da Ines [6]	52.9
L.Fekih [22]	60
A nossa série	41.7

A SCS foi metacrónica em 18 doentes, com um tempo médio de início de 30 dias. A SCS maligna progride rapidamente, com uma média de 2 a 3 semanas entre o início e a deteção [17, 22, 33,34].

3.1. Sinais clínicos

A SCS é um grupo de sinais e sintomas secundários à obstrução da drenagem da VCS e ao aumento da pressão venosa nos territórios a montante. Estes sinais são variados e inconsistentes e podem ser agrupados em 3 categorias: respiratórios, hemodinâmicos e neurológicos.

3.1.1. Sinais respiratórios

A dispneia, de intensidade variável, deve-se quer a edema das vias aéreas, quer a edema e estase nos centros respiratórios, quer à própria PBC. Na nossa série, a dispneia foi encontrada em 47 doentes (43,5% dos casos), sendo a tosse frequentemente de origem irritativa. Foi referida por 56 doentes (51,8%), o que está de acordo com os dados da literatura (38-70%). A dor torácica e a hemoptise são mais frequentemente devidas à PBC. A disfonia e o estridor podem ser devidos a estase venosa.

3.1.2. Sinais neurológicos :

Os sintomas neurológicos, ligados à estase venosa nos centros nervosos, incluem dores de cabeça, tonturas, zumbidos, sonolência, obnubilação, síncope e até coma.

3.1.3. Sinais hemodinâmicos

Estes sinais físicos são frequentemente sugestivos de SCS.

•**Edema:** o sinal mais constante e mais precoce. Inicialmente, trata-se de um simples preenchimento das cavidades supra-claviculares, de um aumento do volume do pescoço e de um inchaço das pálpebras. Em seguida, o edema aumenta progressivamente, criando o aspeto clássico de "capa de peregrino" e infiltrando toda a parte superior do pescoço e da face, os membros superiores e a parte superior do tórax. No rosto, o edema afecta as pálpebras, as bochechas, a região parotídea e a língua, que se torna espessa, obrigando o doente a manter a boca aberta. O edema facial encontrado em 68,2% dos nossos pacientes é consistente com os dados da literatura (Tabela V) [2, 7, 17, 32].

Tabela 53: Sinais clínicos na SCS

	Fréquence (%)	Intervalle (%)
Hémodynamiques		
- Œdème des membres supérieur	82	60-100
- Turgescence des veines jugulaires	46	14-75
- Turgescence des veines jugulaires	63	27-86
- Circulation veineuse collatérale	53	39-67
- Pléthore facial	20	13-23
- Signes oculaires	2	0-3
Respiratoires		
- Dyspnée	54	23-74
- Toux	54	38-70
- Dysphonie	17	15-20
- Stridor	4	0-5
Neurologiques		
- Syncope	10	8-13
- Céphalées	9	6-11
- Vertiges	6	2-10
- Confusion	4	0-5
- Obnubilation	2	0-3

•Turgidez das veias jugulares: Esta turgência pode ser observada em repouso ou durante a tosse. Foi encontrada em 27 a 92% dos doentes, consoante as séries, e em 38% dos casos.

•Cianose: localizada na região cérvico-facial (lábios, maçãs do rosto, lóbulos das orelhas), é geralmente frustrante no início e torna-se geral numa fase avançada. Foi observada em 7,9% dos nossos pacientes, um resultado próximo ao relatado na literatura (13-45%).

•Circulação venosa colateral: definida pelo aparecimento de uma rede venosa colateral superficial toraco-abdominal ou periescapular. A frequência deste sinal hemodinâmico varia entre 38% e 67%, de acordo com diferentes estudos.

3.2. Sinais de gravidade

O quadro clínico pode ser discreto ou com risco de vida, principalmente nos casos de edema de laringe (estridor, dispnéia inspiratória) ou edema cerebral (sonolência, coma, confusão) [2]. A gravidade da síndrome da veia cava superior está relacionada ao grau de obstrução da VCS e à velocidade de sua instalação [35, 36, 37]. Em nosso estudo, oito pacientes (12,7% dos casos) apresentaram sinais de gravidade respiratória e hemodinâmica, como dispnéia inspiratória, dessaturação importante, sinais de luta e cianose.

4. Dados anatomopatológicos

1. Confirmação do diagnóstico :

A fibroscopia brônquica oferece uma abordagem direta ao diagnóstico de cancros do pulmão visíveis por via endoscópica. De acordo com a literatura, o tipo histológico pode ser determinado por biopsia brônquica, lavagem brônquica ou escovagem em 48 a 80% dos casos. % dos casos [7,38]. A biopsia trans-torácica guiada por imagiologia é o segundo método de confirmação histológica dos tumores pulmonares periféricos, com uma sensibilidade de 72% a 99% e uma especificidade de 91% a 100% [7,38]. Foi realizada em 17,5% dos nossos pacientes, resultado próximo ao descrito na literatura (22,2 a 30%) [19,39,40].

2. Anatomopatologia

De acordo com vários estudos, o carcinoma pulmonar de pequenas células (CPPC) representa um terço das causas neoplásicas pulmonares de SCS, com variações entre 12% e 43% [7, 41, 42, 43, 44, 45], sendo de facto o tipo histológico que mais frequentemente causa SCS. Na nossa série, o CPC foi responsável por 40,7% dos casos de SCS (Tabela VI).

Tabela 54: Distribuição histológica dos cancros dos brônquios no SCS

Autores	Lyn D(7)	Fekih L(22)	D. DaInes(6)	N. Piers(17)	A nossa série
NSCLC	50 %	55 %	79 %	45%	X %
C. Epidermoide	---	5 %	48 %	28,3%	29,9 %
ADK	---	15 %	37 %	16,7%	
Carcinoma de células grandes	---	35 %	14,8 %		
células					
CPC	22 %	30 %	15%	41,7%	40,7%

De acordo com Bellfkih et al [2], 10% dos doentes com CPC desenvolverão SCS, em comparação com apenas 2% com NSCLC. Trata-se frequentemente de CPC disseminado (61% dos casos) [46,47]. Na nossa série, o CPC era difuso em 28,7% dos nossos doentes. Os NSCLC representam 43-79% das etiologias malignas do SCS [6,7,22]. No nosso estudo, 64 doentes tinham CPNPC: 29,6% carcinoma de células escamosas e 25,9% adenocarcinoma. Na nossa série, todos os doentes com CPNPC eram localmente avançados ou metastáticos, com estádio TNM IV em 32,4% dos casos.

5. Imagiologia e exploração da SCS

A SCS é diagnosticada clinicamente, enquanto a imagiologia é utilizada para determinar as caraterísticas da estenose, para fornecer informações sobre a etiologia e, assim, orientar o tratamento. No entanto, em alguns casos, pode fornecer um diagnóstico precoce de DBS quando a obstrução ainda é assintomática ou quando os sinais clínicos são frustrados. Além disso, na CBP, a imagem faz parte do trabalho de extensão e permite o monitoramento da neoplasia [43, 47,48].

1. Radiografia do tórax

A radiografia de tórax foi efectuada em todos os nossos doentes. Tem um valor limitado no diagnóstico positivo de SCS, pois por vezes apresenta sinais sugestivos de SCS (dilatação do mamilo aórtico [49,50], dilatação do tronco venoso braquiocefálico esquerdo ou erosões ázigos e costais). No que respeita ao diagnóstico etiológico, a radiografia de tórax continua a ser muito útil, mostrando anomalias em 84% dos casos [13]. Na nossa série, 85,2% dos doentes apresentavam opacidades hilares (33,3%), mediastino-pulmonares (25%) ou intra-parenquimatosas direitas (20,4%). O alargamento do mediastino foi encontrado em 12% dos casos.

2. Tomografia computorizada (TC) torácica

A TC de tórax com injeção de contraste continua a ser o exame fundamental nos casos de suspeita de SCS [51], com sensibilidade e especificidade próximas dos 100% [52,53].

Este exame permite diagnosticar as obstruções venosas superiores numa fase subclínica e, assim, iniciar o tratamento precoce e melhorar o prognóstico. Na nossa série, 45 doentes eram assintomáticos. Permite uma visão objetiva das caraterísticas da estenose da veia cava superior (localização, extensão, grau, relação com a aurícula direita, presença associada de trombo endoluminal, análise da circulação colateral, etc.) e fornece uma base de orientação etiológica através da visualização de um processo invasivo mediastino-hilar e da extensão loco-regional e à distância [2, 22, 54]. O scanner torácico é igualmente utilizado para o acompanhamento terapêutico da obstrução e do cancro brônquico [43,48].

3. Imagem por ressonância magnética

A RM é também uma técnica eficaz para o diagnóstico da lesão causal, podendo ser utilizada para diferenciar um tumor com invasão vascular (trombo, etc.) de um tumor com invasão vascular (trombo, etc.). tumor) de um tumor que provoca compressão venosa com trombose no local do tumor. contacto mas sem invadir a parede da veia [22]. No entanto, o papel da RMN continua a ser limitado devido à fraca tolerância do decúbito e à presença frequente de dispneia. Atualmente, não está indicada a não ser que haja uma contraindicação ao fleboscópio [2,15].

4. Ultrassom e Doppler venoso

Estas são técnicas de imagiologia não invasivas que raramente são utilizadas na exploração de obstruções da cavidade superior. A ecografia com Doppler não permite um estudo ótimo da VCS devido à interface entre o osso condroesternal e o gás. Está indicado em casos de suspeita de trombo [15]. A exploração ultra-sonográfica e Doppler é, portanto, limitada à exploração das veias supraclaviculares e jugulares em busca de sinais indiretos de obstrução venosa. A flebografia da veia cava superior, que durante muito tempo foi considerada o exame de referência para a avaliação da SCS, foi atualmente ultrapassada pela flebografia. Ela permanece útil durante os procedimentos endovasculares para a colocação de uma prótese endovascular ou em caso de trombólise in situ [2].

6. Tratamento

A gestão terapêutica da SCS induzida por tumores deve ser multidisciplinar e dependerá da gravidade dos sintomas, do tipo de tumor e do prognóstico do doente. Os objectivos do tratamento são a redução dos sintomas e a melhoria da sobrevivência do doente.

1. Tratamento sintomático

As medidas sintomáticas devem ser sistemáticas. Estas medidas incluem o repouso em posição sentada ou semi-sentada com a cabeça elevada para reduzir a pressão hidrostática, diminuindo assim o edema e favorecendo a drenagem venosa [14, 22]. A eficácia desta manobra é questionável, mas é simples e sem riscos. Além disso, reduz a dispneia por diminuir a pressão na VCS. A restrição de fluidos também ajuda a reduzir o edema [2,7]. A oxigenoterapia foi indicada em doentes hipóxicos: 13,4% na nossa série. O tratamento sintomático envolveu medicação (corticosteróides, anticoagulantes e diuréticos) e radioterapia torácica descompressiva em 38,8% dos nossos pacientes.

1.1. Tratamento

1.1.1. A terapia com corticosteróides

A terapêutica com corticosteróides é frequentemente prescrita em casos de obstrução da VCS devido às suas propriedades anti-edematosas e anti-inflamatórias. É utilizada como tratamento de primeira linha enquanto se aguardam os resultados dos exames imagiológicos e histológicos. A terapia com corticosteróides também ajuda a reduzir o edema induzido pela radioterapia [2, 55, 56]. No entanto, uma revisão da literatura não classifica a terapia com corticosteróides como um tratamento eficaz por si só no tratamento da SCS [14, 17, 22, 56, 57, 58]. Na nossa série, a terapia com corticosteróides esteve presente em todos os nossos pacientes desde o início da SCS.

1.1.2. Tratamento anticoagulante

Os eventos tromboembólicos são frequentes na SCS, atingindo até 38%, pelo que a anticoagulação poderia ajudar a reduzir a sua incidência, enquanto a heparina, principalmente a de baixo peso molecular, poderia ter propriedades anti-tumorais [2, 59]. In vitro, demonstrou-se que inibe a angiogénese e interfere no processo metastático, um benefício que também foi observado em vários estudos [59,60]. No entanto, não existem atualmente dados que demonstrem os benefícios da anticoagulação profilática na presença de SCS. Na ausência de trombo visualizado em exames de imagem, o uso de tratamento anticoagulante é controverso devido aos seguintes fatores No entanto, é freqüentemente prescrito para evitar trombose associada da VCS e manter a liberdade da rede colateral [42,61]. Fatores preditivos da eficácia do tratamento anticoagulante nos casos de trombose de cruzado constituído são trombose recente e trombose associada a câmara implantável [2].

As diferentes moléculas utilizadas são a heparina não fraccionada, a heparina de baixo peso molecular e a heparina para o tratamento do enfarte agudo do miocárdio. Na nossa série, o tratamento anticoagulante foi prescrito em apenas 30 doentes (27,7%).

1.1.3. Os diuréticos

Os diuréticos são por vezes prescritos pelas suas propriedades anti-edematosas no tratamento da SCS, independentemente da etiologia. No entanto, a sua eficácia permanece pouco demonstrada na literatura [14, 17, 22, 32,62]. Na nossa série, apenas um doente foi tratado com diuréticos.

1.2. trombólise

A trombólise é recomendada se a SCS estiver associada a uma trombose oclusiva crucial da VCS.

Se não existirem contra-indicações, recomenda-se a estreptoquinase, a uroquinase e o ativador do plasminogénio tecidular. Estes são activadores exógenos do plasminogénio que produzem fibrinólise através da ativação do sistema fibrinolítico natural do organismo. Após a trombólise, pode ser prescrito um tratamento anticoagulante preventivo com heparina. De acordo com a literatura, a eficácia da trombólise varia de 22% a 100% [35, 63, 64, 65]. Varia de acordo com o tipo de produto fibrinolítico utilizado e a idade do coágulo; quanto mais recente o trombo, maior a eficácia [64].

Além disso, a trombólise é mais eficaz no caso de um cateter venoso central, porque a trombólise pode ser administrada diretamente ao coágulo através do cateter de câmara implantável. Portanto, a trombólise parece ser um tratamento eficaz para a trombose cruzada recente da VCS, mas está associada a alta morbidade e mortalidade. As indicações de SCS de origem neoplásica pulmonar são raras. Na nossa série, nenhum paciente foi submetido à trombólise. A invasão tumoral e a compressão extrínseca pelo tumor estão frequentemente associadas. Nestes casos, a trombólise não parece ser o tratamento de escolha.

1.3. Tratamento endovascular

Descrita pela primeira vez em 1986, a colocação percutânea de uma prótese endovascular na posição da veia cava superior restaura a continuidade da VCS, remove o obstáculo ao retorno da VCS e remove o obstáculo ao retorno venoso braquiocefálico [2]. A taxa de resposta após a endoprótese endovascular é de 90-100%, com a vantagem do alívio rápido dos sintomas como cefaleias, cianose e edema [2,45, 66,65], com uma taxa de resposta de 75-100% [7].

A sua eficácia é independente da histologia [2,67]. No entanto, se a obstrução da VCS for devida a compressão extrínseca, a eficácia é melhor do que se for devida a trombose tumoral [68]. Em caso de trombo, a trombólise pode ser efectuada durante um procedimento endovascular por injeção in situ. O trombo também pode ser fragmentado com um guia. Infelizmente, o custo elevado da prótese endovascular faz com que esta não seja muito utilizada.

1.4.Radioterapia

Como a maioria dos tumores broncopulmonares que causam a SCS são radiossensíveis, a radioterapia foi considerada durante muito tempo como o tratamento primário da SCS. Uma revisão sistémica da literatura demonstrou o papel da radioterapia na obtenção de uma resposta clínica em 78% dos doentes com cancro do pulmão e em 63% dos doentes tratados para CPNPC após 3 a 15 dias de irradiação [2, 7, 14, 45]. Alguns autores recomendaram radioterapia de emergência para SCS grave com sinais de severidade, mesmo na ausência de um diagnóstico histológico [7, 16, 17]. Este facto pode dificultar a análise anatomopatológica com a radioterapia em vaso. No estudo de Loffler et al, o diagnóstico histológico por biópsia após a irradiação inicial da SCS foi estabelecido em apenas 58% dos pacientes [71]. Atualmente, é aceite que a radioterapia não é uma emergência terapêutica nos casos de SCS [7, 22, 72, 73,74]. A escolha da dose e do volume a irradiar dependerá do objetivo do tratamento (curativo ou paliativo) e do tipo de histologia. Nos doentes para os quais está a ser considerada uma estratégia curativa, são recomendadas doses de 36 a 70 Gray (dependendo do tipo histológico), muitas vezes com fracionamento convencional (1,8 a 2 Gray por fração) para limitar a toxicidade tardia. No caso da radioterapia paliativa, a escolha da dose e do fracionamento dependerá essencialmente do prognóstico e do estado geral do doente. A radioterapia hipofraccionada está então indicada, e os diferentes regimes encontrados na literatura parecem ser equivalentes em termos de benefício clínico [45,75].A radioterapia descompressiva utiliza fracções com doses mais elevadas do que as utilizadas na radioterapia convencional e com uma duração mais curta. Isto pode levar a uma maior toxicidade [75,76]. No entanto, graças à utilização generalizada da radioterapia conformada e aos recentes avanços na radioterapia, em particular a estereotaxia e a orientação por imagem, é possível obter uma proteção óptima dos órgãos em risco e uma melhor cobertura do volume alvo [77,78]. A radioterapia descompressiva está a revelar-se um tratamento eficaz para a SCS associada a cancros broncopulmonares. A taxa de sucesso varia de 64% a 80%, dependendo da série [2, 4, 22, 34, 35]. A resposta é completa em 15 a 23% dos casos e incompleta em metade [7, 79, 80, 81, 82]. Na nossa série, 66% dos nossos pacientes que receberam radioterapia descompressiva torácica melhoraram os sintomas da SCS, com resposta completa em 25% dos casos e resposta parcial em 75%, resultados comparáveis aos da literatura [7,16]. Os efeitos secundários da radioterapia incluem o agravamento inicial por edema radioinduzido, disfagia, náuseas, queimaduras torácicas e radiodermite, fibrose pós-radiação e toxicidade da medula óssea. Quanto maior o número de fracções, mais frequentes são as complicações [80]. Na nossa série, 18 pacientes (26%) desenvolveram efeitos colaterais após a radioterapia. A recorrência da SCS foi registada em dois doentes após a progressão do tumor. Estas recorrências foram resistentes a radioterapia adicional [83,84].

2. A quimioterapia

A quimioterapia é o tratamento de escolha para a SCS secundária a neoplasia pulmonar. Neste caso, é essencial estabelecer um diagnóstico histológico antes de iniciar a quimioterapia. A eficácia do tratamento varia de acordo com a histologia do cancro broncopulmonar. De acordo com uma revisão da literatura, a quimioterapia conduz a uma resposta clínica com melhoria completa dos sintomas de DBS em aproximadamente 80% dos doentes com cancro do pulmão e 40% dos doentes com CPNPC [7, 22, 45]. De facto, no estudo de Roswell et al[45] sobre doentes com DBS inaugural, a quimioterapia melhorou os sintomas em 77% dos doentes com CBPC, com apenas 17% de recaídas. O tempo de resposta clínica foi idêntico ao da radioterapia e variou de 7 a 15 dias [45].
Na nossa série, a resposta clínica à quimioterapia foi observada em 60% dos doentes com CBPC e em 26% dos doentes com CBNPC, resultados comparáveis aos da literatura.A recorrência da SCS sem quimioterapia foi observada em 6% dos nossos doentes. Esta recorrência deve-se à progressão do tumor. A combinação de quimioterapia com radioterapia, no caso de CPNPC localizado ou de tumores pequenos, reduz a taxa de recidiva. No caso do CPNPC, as indicações para a quimioterapia isolada ou em combinação com a radioterapia dependem do estádio do tumor. A quimio-radioterapia para o estádio III B e a quimioterapia para o estádio IV, caso em que a radioterapia só é indicada para fins paliativos, para reduzir a obstrução da VCS. Uma revisão de dois estudos aleatórios e 44 estudos observacionais mostrou que não houve diferença clinicamente significativa no grau de melhoria da DBS entre a quimioterapia isolada, a radioterapia e a quimio-radioterapia combinada [7, 45, 85]. Existe um risco significativo de complicações associadas à quimioterapia. Estas são essencialmente hematológicas, digestivas, renais e cutâneas [2,16] e, devido à hiper-hidratação que lhe está associada, a quimioterapia pode aumentar o ingurgitamento venoso e assim aumentar os sintomas de obstrução da VCS [2,46]. Na nossa série, a carboplatina foi utilizada em 5 dos nossos pacientes para evitar este efeito indesejável. Na literatura, assim como na nossa série, os efeitos colaterais associados à quimioterapia são significativos [16, 46, 54, 86] em pacientes frágeis e com curta expetativa de vida.

3. A cirurgia

Numa situação paliativa, a cirurgia pode remover a obstrução da VCS através da realização de um bypass entre a veia jugular interna e a aurícula direita, mais frequentemente, ou entre a veia jugular interna (ou axilar) e a veia femoral para fornecer vascularização extra-anatómica utilizando uma prótese de politetrafluoroetileno [7,87]. Esta técnica foi atualmente substituída pelo tratamento endovascular e pode ser reservada para os doentes que falharam este último. O tratamento cirúrgico curativo consiste em uma pneumonectomia estendida à VCS com dissecção linfonodal. A cirurgia para obstruções da VCS utiliza uma abordagem por esternotomia ampla com ou sem cervicotomia transversa ou toracotomia póstero-lateral. O procedimento cirúrgico consiste em :

- Desobstrução com ou sem angioplastia da veia cava superior.

- Ressecção e substituição da porção bloqueada da veia.

- Um bypass sem remoção da veia obstruída.

Este tratamento da obstrução da VCS pode ou não ser associado à ressecção do tumor broncopulmonar.

A cirurgia para obstrução da VCS está associada a morbidade e mortalidade significativas [16, 42, 72, 88] e a mortalidade intra-operatória é estimada entre 6,5 e 30% [67]. Os bons resultados do tratamento cirúrgico foram encontrados para obstruções menores da VCS, CPNPC e pacientes em bom estado geral. Não houve indicação cirúrgica em nossa casuística.

7. Sobrevivência e factores de prognóstico

1. Sobrevivência global

Apesar dos avanços no tratamento e rápida gestão da SCS broncopulmonar induzida por tumores, esta entidade continua a ter um mau prognóstico. A mediana de sobrevivência varia consoante os autores entre os 6 e os 9 meses, resultados que são consistentes com o nosso estudo onde a mediana de sobrevivência é de 7 meses. A taxa de sobrevivência a 2 anos na nossa série foi de 6% (Tabela VII).

Tabela 55: Sobrevivência global

Autores	Mediana de sobrevivência (meses)	Sobrevivência até 1 ano em (%)	2 anos em (%)	5 anos em (%)
S. Bellefqih [7]	6 - 9	---	5	2
N. F. Pives [17]	8	---	---	---
R. CL Chan [18]	6,5	---	---	---
F. L. Ampil [89]	8	36	7	2
S Mose [90]	9,5	[17 - 35]	---	---
F. A. Bristgens [91]	7,8	---	---	---
A nossa série	7	22	6	---

De acordo com a literatura, a expetativa de vida para pacientes com SCS neoplásica é de 6 meses, mas essa estimativa varia amplamente, dependendo das condições neoplásicas subjacentes [7, 90,92]. Segundo alguns autores, a SCS por si só não é um fator de mau prognóstico, uma vez que a sobrevivência global não difere para PBC do mesmo tipo histológico e estádio de acordo com a presença ou ausência de SCS [7, 17, 18]. Além disso, se ocorrer edema laríngeo, é muitas vezes difícil distinguir entre a morte secundária ao edema laríngeo propriamente dito ou à compressão traqueal, que está muito frequentemente associada. Da mesma forma, nos raros casos relatados de morte após edema cerebral, a presença de metástases associadas é geralmente mal documentada, embora a incidência de metástases possa ser particularmente elevada no caso de SCS [2].

2. Factores de prognóstico

2.1. Estudo univariado

2.1.1. Idade

A maioria dos estudos tem verificado que a idade é um fator importante que influencia o prognóstico da SCS de origem neoplásica pulmonar, com a sobrevivência a deteriorar-se com a idade [2, 44, 62, 73]. Num estudo de 104 doentes com SCS de origem tumoral, RCL chan demonstrou que uma idade igual ou inferior a 50 anos estava significativamente associada a uma sobrevida mais longa num estudo univariado com p = 0,000 [18]. No entanto, na nossa série, a idade igual ou inferior a 60 anos estava correlacionada com uma sobrevida mediana mais curta (6 meses versus 7 meses), mas a diferença foi estatisticamente insignificante. Este facto pode ser explicado pela predominância do grupo etário dos 61-70 anos. De acordo com S. Mose et al. Mose et al [100], a idade não é um fator de prognóstico.

2.1.2. Género

Em nossa casuística, não foi encontrada diferença significativa na sobrevida de acordo com o sexo. O predomínio do sexo masculino na nossa população pode explicar estes resultados. Não existem estudos na literatura que tenham investigado o valor prognóstico do sexo na SCS neoplásica do pulmão.

2.1.3. Fumar

O tabagismo é o principal fator de risco para o cancro broncopulmonar. Vários estudos demonstraram que a sobrevivência dos doentes não fumadores com SCS de origem tumoral pulmonar é melhor do que a dos fumadores. De facto, N.F. Piers et al encontraram uma melhor sobrevivência global nos não fumadores, com uma diferença significativa (p = 0,038) [17]. Da mesma forma, no estudo de 104 doentes com obstrução maligna da VCS, a sobrevivência foi significativamente maior nos não fumadores: 35,7 meses versus 3,4 meses nos fumantes (p = 0,012). Este facto foi parcialmente explicado pelas comorbilidades associadas ao tabagismo e pela resistência ao tratamento, nomeadamente à quimioterapia.
Na nossa série, a ausência de tabagismo foi correlacionada com uma melhor sobrevivência nos não fumadores, mas a diferença foi estatisticamente insignificante.

2.1.4. Perda de peso

A presença de perda de peso recente nos nossos doentes não influenciou a sobrevivência mediana, que foi comparável à sobrevivência mediana dos doentes sem perda de peso (7 meses em ambos os grupos), mas a diferença não foi significativa.
Não existem estudos que impliquem a perda de peso como fator de prognóstico na DBS de origem neoplásica pulmonar.

2.1.5. Condição

A avaliação do estado geral do doente é um passo essencial no tratamento do cancro do pulmão com SCS. A decisão de tratamento depende do estado geral do doente, sendo recomendada a utilização de meios terapêuticos menos agressivos quando o PS é maior ou igual a 2. Vários estudos têm demonstrado que um bom estado geral está associado a uma melhor sobrevivência [2, 17, 24, 62, 73, 93, 100]. De facto, de acordo com N. F. Piers et al, um bom PS de 0 ou 1 foi positivamente correlacionado com a sobrevivência global com uma diferença estatisticamente significativa (p = 0, 033) [7]. Na nossa série, os doentes com um PS de dois ou mais tiveram uma sobrevivência mais curta do que os doentes em bom estado geral (p<0,001).

Tabela 56: Sobrevivência de acordo com a pontuação PS da OMS

Autores	Sobrevivência por pontuação PS	P
F. L Ampil [89]	NS	p = 0,12
S. Mose [100]	S	p < 0,004
NF Piers [17]	S	p = 0,033
A nossa série	S	p < 0,001

2.1.6. Função respiratória

De acordo com uma revisão da literatura, o grau de obstrução brônquica influencia negativamente a sobrevida dos pacientes com CBP associada à doença pulmonar obstrutiva crónica. Esta associação é frequente dado que as duas doenças partilham o mesmo fator de risco (tabagismo) [94,95]. No entanto, os vários estudos de SCS de origem neoplásica pulmonar não referem a função respiratória (obstrução brônquica e hipoxemia crónica) como fator de prognóstico. Nos nossos doentes, um FEV1 $\geq$ 70% associou-se a uma melhor sobrevivência com uma diferença estatisticamente significativa (p = 0,04). Além disso, a sobrevivência mediana foi mais curta (4 $\pm$ 0,5 meses versus 8 $\pm$ 0,7 meses) nos casos de insuficiência respiratória crónica (p = 0,01).

2.1.7. Tipo histológico

Uma revisão da literatura sobre a sobrevivência de acordo com o tipo histológico mostrou resultados variáveis (quadro VIII). Vários estudos demonstraram que a sobrevivência dos doentes com CPNPC é melhor do que a dos doentes com CECP [17,91].
A CBP foi correlacionada com uma melhor sobrevivência. Na nossa série, os doentes com CBP tiveram uma sobrevivência mediana mais longa do que os doentes com CPNPC (8,5 meses versus 5 meses), com uma diferença estatisticamente significativa.

Tabela 57: Sobrevivência por tipo histológico

Auteurs	Survie CPC vs CNPC
N. F Piers [17]	S
D. Lynn [7]	S
A. Felix [91]	S
FL. Ampil [89]	NS
Notre série	S

S : significatif

NS : non significatif

2.1.8. Avaliação da extensão

Independentemente do tipo histológico do tumor, a presença de metástases é um importante fator de prognóstico para a SCS de origem neoplásica [2, 17, 62, 73, 93]. De acordo com N. F Piers, a ausência de metástases está positivamente correlacionada com a sobrevivência global do doente, com uma diferença estatisticamente significativa (p = 0,027) [17]. A sobrevivência nos nossos doentes foi melhor para os estádios localizados ou localmente avançados, mas a diferença foi estatisticamente insignificante. No entanto, o número de dois ou mais locais metastáticos foi significativamente associado a uma sobrevivência mais curta em comparação com os doentes com uma única metástase (5 meses versus 8 meses) (p = 0,01). Não existem estudos sobre a importância prognóstica do número de locais metastáticos na SCS de origem maligna pulmonar. Este fator reflecte essencialmente a capacidade proliferativa e agressiva do tumor subjacente.

2.1.9. Síndrome venoso superior sintomático

Segundo vários autores, a SCS, por si só, não é um fator de mau prognóstico. De facto, a sobrevida global no cancro broncopulmonar do mesmo tipo histológico e estádio é idêntica e não difere de acordo com a presença ou ausência de sinais de DBS [7, 17, 18], ao contrário de Martin SJ [96] que verificou no seu estudo que a SCS era um fator de mau prognóstico com uma sobrevida global de 5 meses. Da mesma forma, F. L. Ampil [89] relatou que a ECP foi um fator preditivo ruim. Em nosso estudo, a sobrevida mediana na DBS sintomática foi de 5,5 meses, comparada com 8 meses na ausência de sintomas, mas a diferença foi estatisticamente insignificante. A gravidade do DBS foi um fator de mau prognóstico com uma sobrevivência significativamente reduzida.

2.1.10. Tratamento do cancro broncopulmonar

O tratamento anti-cancerígeno específico é um parâmetro de valor prognóstico definitivo. A quimioterapia permite o controlo dos sintomas, melhora a qualidade de vida e prolonga a sobrevivência [97, 98, 99]. Segundo Lynn D [7], a quimioterapia sistemática permite a regressão completa dos sintomas de obstrução da VCS em 80% dos doentes com CBPC e 40% dos doentes com CBNPC. No entanto, Rowell NP, na sua revisão sistémica de 2 estudos aleatórios e 44 estudos observacionais, concluiu que, em doentes com cancro broncopulmonar, não havia diferença significativa na taxa de remissão da obstrução da VCS e na sobrevivência global de acordo com o tratamento prescrito: quimioterapia isolada ou quimio-radioterapia [45]. No nosso estudo, observou-se uma melhor sobrevida com a quimioterapia (8 meses) com uma diferença estatisticamente significativa no caso do CPNPC (p = 0,003) e no caso do CPPC (p < 0,001).

2.1.11. Tratamento de SCS

2.1.11.1. Radioterapia descompressiva

Durante muito tempo, a SCS maligna foi considerada uma emergência médica extrema que exigia radioterapia descompressiva urgente para reduzir o tamanho do tumor broncopulmonar e, assim, reduzir a obstrução da VCS. S. Mose, no seu estudo retrospetivo sobre a SCS em doentes oncológicos irradiados, mostrou que o grupo de doentes que recebeu radioterapia descompressiva completa teve melhor sobrevida do que aqueles que interromperam o tratamento devido a toxicidade, com uma mediana de sobrevida global de 5 meses contra 2,7 meses [100]. No entanto, segundo N.F. Piers [17], a irradiação descompressiva de emergência, mesmo antes da comprovação anatomopatológica, pode dificultar o diagnóstico histológico por biópsia numa data posterior [17]. Na nossa série, a radioterapia torácica descompressiva foi realizada em 37 dos nossos pacientes, com uma sobrevida mediana de 6 meses, mas a correlação foi estatisticamente insignificante.

2.1.11.2. Tratamento médico para SCS

O tratamento com corticosteróides é frequentemente prescrito para a SCS de origem neoplásica, embora o seu efeito terapêutico não esteja bem estudado na literatura. O seu papel benéfico na redução do edema e da obstrução da VCS não é claro.

Num estudo observacional que incluiu 107 doentes com SCS, a melhoria clínica foi comparável entre os doentes tratados com corticosteróides e diuréticos e os que não receberam qualquer tratamento [62]. Nos nossos doentes, o impacto prognóstico do tratamento médico sintomático não foi estatisticamente significativo. O estudo de N. F. Piers identificou factores independentes para um bom prognóstico: bom estado geral (PS = 0 ou 1), ausência de metástases tumorais e ausência de tabagismo [17]. De facto, o índice de performance é um importante fator de prognóstico encontrado na análise multivariada em vários estudos [2,17, 93], sendo o tabagismo um fator de risco para a mortalidade [17, 18]. O estádio do tumor e a ausência de metástases foram factores positivamente correlacionados com a sobrevivência global. Na nossa série, os factores preditivos de mortalidade por DBS no cancro broncopulmonar foram: o sexo masculino, o tabagismo, a deterioração do estado geral, a presença de duas ou mais metástases e a presença de sinais de gravidade da DBS.

CAPÍTULO 5
CONCLUSÃO

A síndrome da veia cava superior é um grupo de manifestações clínicas relacionadas com a interrupção da corrente da veia cava superior devido a compressão, invasão ou trombose do vaso. As etiologias são múltiplas, mas predominam as causas neoplásicas, principalmente de origem broncopulmonar. O objetivo deste estudo retrospetivo foi estabelecer o perfil clínico, radiológico e evolutivo, bem como o tratamento terapêutico das SCS relacionadas com a CBP, independentemente do tipo histológico, avaliar a sobrevivência, identificar e analisar os vários factores de prognóstico. Cento e oito doentes com SCS complicada de cancro brônquico primário foram internados no Serviço de Pneumologia de Fattouma Bourguiba entre 1990 e 2015. Os resultados obtidos neste estudo mostram que: Houve um claro predomínio do sexo masculino (98,1%), a idade média foi Aos 60,2 anos de idade, o tabagismo foi encontrado em 68,5% dos casos, com um consumo médio de 55,1 PA. A síndrome da cava superior foi indicativa da neoplasia em 41,7% dos casos. Foi metacrónica em 16,6% dos casos. Clinicamente, os sintomas foram dominados por edema facial, preenchimento das cavidades supra-claviculares, circulação venosa colateral e turgência das veias jugulares.Sinais de gravidade como edema cerebral ou laríngeo não complicaram a SCS, mas sinais de gravidade respiratória, nomeadamente dispneia, acompanharam 6 doentes. A radiografia do tórax foi utilizada para orientar o diagnóstico e mostrou essencialmente opacidade hilar ou mediastino-pulmonar em 33,3% e 25% dos casos, respetivamente.A fibroscopia brônquica é utilizada para visualizar o tumor e recolher amostras histopatológicas. Revelou um aspeto patológico em 90,4% dos casos. As lesões localizavam-se principalmente à direita e o brônquio lobar superior direito era o mais afetado (67%). A TC torácica com PDC é o exame fundamental nos casos de SCS, permitindo efetuar um diagnóstico topográfico, determinar a extensão loco-regional, planear o tratamento e efetuar a monitorização pós-tratamento. O achado mais frequente no exame foi a invasão tumoral do SCV (62,2%). A RM é considerada um meio alternativo de diagnóstico da SCS, mas a sua utilização é limitada pela fraca tolerância ao decúbito e pela presença frequente de dispneia. Está indicada sobretudo nos casos em que a TC está contra-indicada. A ultrassonografia com Doppler não é muito utilizada na investigação de obstruções venosas superiores. A flebografia da veia cava superior, considerada durante muito tempo como o exame chave, está atualmente associada à TC e está indicada durante os procedimentos endovasculares ou em caso de discrepância entre os achados clínicos e as técnicas de imagem (TC, RM). O tratamento da SCS é multidisciplinar, envolvendo terapêutica medicamentosa, cuja eficácia é ainda incerta, radioterapia, considerada o gold standard para o tratamento da SCS por ser altamente radiossensível, quimioterapia e tratamento endovascular, que tem vindo a desempenhar um papel cada vez mais importante. O seu papel é essencialmente sintomático, com melhoria rápida dos sintomas, e a sua combinação com a quimioterapia e a radioterapia ajudará a controlar a doença e a reduzir a recorrência. O prognóstico a curto prazo depende das consequências do edema cerebral e laríngeo e da existência de complicações (compressão traqueal, derrame pleuropericárdico). O prognóstico a longo prazo depende da etiologia subjacente, que no nosso estudo foi a PBC.

REFERÊNCIAS BIBLIOGRÁFICAS

1. Limal N, Wechsler B. Síndromes da cava superior. Sang Thrombose Vaisseaux 2006; 18, n° 1: 17-22.

2. Bellefqih S, Khalil J, Mezouri I, Afif M, Elmajjaoui S, Kebdani T, Benjaafar N. Síndrome da cava superior de origem maligna. Revue de Pneumologie Clinique (2014) 70, 343-352.

3. Hunter W. The history of aneurysm of the aorta with some remarks on aneurysm in general. Med Obs Soc Phys Lond 1757; 323.

4. Davenport D, Ferree C, Blake D, Raben M. Radioterapia no tratamento da obstrução da veia cava superior. Cancro 1978; 42: 2600-03.

5. Parish JM, Marshke RF Jr, Dines DE, Lee RE.Etiologic considerations in superior vena cava syndrome. Mayo Clin Proc 1985 ; 56 :407-413.

6. Ines Da D, Chabrot P, Cassagnes L, Merle P, Filaire M, Ravel A, Garcier JM, Boyer

L. Tratamento endovascular da síndrome da veia cava superior neoplásica: relato de 34 pacientes. J Radiol 2008; 89:881-90.

7. Wilson LD, Detterbeck FC, Yahalom J. Síndrome da veia cava superior com causas malignas.N Engl J Med 2007 ;356 :1862-9.

8. Armstrong BA, Perez CA, Simpson JR, Hederman MA. Role of irradiation in the management of superior vena cava syndrome.Int J Radiat Oncol Biol Phys 1987; 13:531- 9.

9. Chen JC, Bongard F, Klein SR. Uma perspetiva contemporânea sobre a síndrome da veia cava superior. Am J Surg 1990; 160:207-11.

10. Rice TW, Rodriguez RM, Light RW. The superior vena cava syndrome: clinical characteristics and evolving etiology.Medicine (Baltimore) 2006; 85:37.

11. Lepper PM, Ott SR, Hoppe H, Schumann C, Stammberger U, Bugalho A, Frese S, Schmucking M, Blumstein NM, Diehm N, Bals R, Hamacher J. Síndrome da veia cava superior em doenças malignas do tórax. Respi Care 2011; 56(5):653-666.

12. Doty DB, Doty JR, e Jones KW. Bypass da veia cava superior: Quinze anos de experiência com enxertos de veia em espiral para obstrução da veia cava superior causada por doença benigna. J Thorac Cardiovasc Surg 1990; 99:889-96.

13. Parish JM, Marsche RF Jr, Dines DE, Lee RE. Considerações etiológicas na síndrome da veia cava superior. Mayo Clin Proc 1981; 56:407-13.

14. Lacout A, Marcy P,Thariat J, Lacombe P, El hajjam M . Radio-anatomia da

síndrome da veia cava superior e orientações terapêuticas. Diagnóstico e intervenção por imagem (2012) 93; 569-577.

15. El hajjam, Lagrange C, Desperramons J, Hardit C, Binsse S, Lacombe P. Diagnóstico e terapêutica por imagem da veia cava superior. EMC Radiologie et imagerie médicale -cardiovasculaire-thoracique -cervicale 2010; 32-225-F-20.

16. Kazdaghi Boukhris E. Síndrome da caverna superior e cancro broncopulmonar: cerca de 20 casos. Th D Med, Tunis 2009.

17. Pires NF, Morais A, Queiroga H.Síndrome da veia cava superior como apresentação tumoral. Rev Port Pneumol 2010; 16 (1):73-88.

18. Chan RCL, Chan YC e Cheng SWK. Experiência de acompanhamento a médio e longo prazo em pacientes com obstrução maligna da veia cava superior. Cirurgia cardiovascular e torácica interactiva 16 (2013) 455-458.

19. Blel S. Non-small cell lung cancer: survival and prognostic factors (Cancro do pulmão de células não pequenas: sobrevivência e factores de prognóstico). ThD Med, Monastir 2015.

20. Blanchon F, Grivaux M, Collon T, Zureik M, Barbieux H, Bénichou-Flurin M et al. Epidemiology and management of primary bronchial cancer in French general hospitals, Rev Mak Respir 2002; 19(6)727-34.

21.Davidoff AJ, Tang M, Seal B, Edelman MJ. Chemotherapy and survival benefit in elderly patients with advanced non-small lung cancer. J Clin Oncol 2010; 28(13):2191- 7.

22. Fekih L, Boussouffara L, Fenniche S, Kasdaghli E, Belhabib D, Abdelghaffar H, Hassene H, Ben Miled K, Mezni F, Megdiche ML. La tunisie médicale 2010;Vol88(n°10).

23. Parkin DM, Bray F, Ferlay J, Pisani P. Estatísticas globais sobre o cancro, 2002. CA. Cancer J Clin 2005;55(2):74-108.

24. Jindal SK, Behera D. Clinical spectrum of primary lung cancer. Revisão da experiência de Chandigarh durante 10 anos. Lung india 1990;8(2):94-8.

25. Imperatori A, Harrison RN, Leitch DN, Rovera F, Lepore G, Dionigi G, et al. Lung cancer in Teesside (UK) and Varese (Italy): a comparison of management and survival. Thorax 2006; 61(3):232-9.

26.Zheng W, Blot WJ, Liao ML, Wang ZX, Levin LI, Zhao JJ, et al. Cancro do pulmão e infeção prévia por tuberculose em Shinghai.Br J.cancer 1987;56(4):501-6.

27. Nitadori J, Inoue M, Iwasaki M, Otani T, Sasazuki S, Nagai K, et al. Association between lung cancer incidence and family history of lung cancer: data from a large-scale population-based cohort study, the JPHC study. Chest 2006; 130(4):968-75.

28. Yang P, Allen MS, Aubry MC, Wampfler JA, Marks RS, Edell ES, et al.

Clinical features of 5,628 primary lung cancer patients: experience at Mayo Clinic from 1997 to 2003.Chest 2005;128(1):452-62.

29. Smith SM, Campbell NC, Macleod U, Lee AJ, Raja A, Wyke S , et al. Factores que contribuem para o tempo necessário para consultar com sintomas de cancro do pulmão: um estudo transversal. Thorax 2009; 64(6):523-31.

30. Virally J, Choudat L, Chebbo M, Sartene R, Jagot J, Elhadadet A, et al. Epidemiologia e atrasos na gestão de 355 pacientes com cancro dos brônquios. Rev Mal Respir 2006;23(1 Pt 1):43-8.

31. Becthold RE, Wolfman NT, Karsteadt N et al. Obstrução da veia cava superior: deteção por TC- Radiology 1985; 157: 485-7.

32. Yu JB, Wilson LD, Detterbeck FC. Síndrome da veia cava superior: uma proposta de sistema de classificação e algoritmo de gestão. J Thorac Oncol 2008; 3:811-4.

33. Marlier S, Bonal J, Cellarier G, Bouchiat C, Talard PH, Dussarat GV. As síndromes da cava superior de etiologia benigna. Presse Med 1996; 25: 12037.

34. Abner A. Abordagem do paciente que se apresenta com obstrução da veia cava superior. Chest 1993; 103: 394-97.

35. Jackson JE, Brooks DM. Stenting da obstrução da veia cava superior. Clin. Radiol. 1994; 49: 202-8.

36. Hochrein J, Bashore TM, O'laughlin MP, Harrison JK. Stenting percutâneo da síndrome da veia cava superior: relato de caso e revisão da literatura. Am. J. Med. 1998; 104: 78-84.

37. Kishi K, Sonomura T, Mitsuzane K, Nishida N, Yang RJ, Sato M, Yamada R, Shirai S, Kabayashi H. Terapia com stent metálico auto-expansível para a síndrome da veia cava superior: Obstruções clínicas. Radiology 1993; 189: 531-35.

38. Mazzone P, Jain P, Arroliga AC, Matthay RA. Broncoscopia e técnicas de biopsia por agulha para o diagnóstico e estadiamento do cancro do pulmão. Clin Chest Med 2002; 23(1) :137- 58.

39. Tlili F. Quimioterapia paliativa do carcinoma do pulmão de células não pequenas localmente avançado e metastático (série de 45 casos).ThD Med, Tunis;2010.

40. Ben Ali G. Tratamento do cancro broncopulmonar primário não microcelular em estádios localmente avançados e metastáticos: cerca de 150 casos. ThD Med, Tunis; 2013.

41. Stock KW, Jacob AL, Proske M, Rochlitz C, e Steinbrich W. Tratamento da obstrução maligna da veia cava superior com Wallstent auto-expansível. Thorax

1995; 50: 1151- 56.

42. Cheng S. Síndrome da veia cava superior: uma revisão contemporânea de uma doença histórica. Cardiol Rev. 2009 Jan-Fev; 17(1):16-23.

43. Abner A. Abordagem do paciente que se apresenta com obstrução da veia cava superior. Chest 1993; 103: 394-97.

44. Armstrong BA, Perez CA, Simpson JR, et al. Role of irradiation in the management of superior vena cava syndrome (Papel da irradiação no tratamento da síndrome da veia cava superior). Int. J. Radiat. Oncol. Biol. Phys. 1987; 13: 531-39.

45. Rowell NP, Gleeson FV. Esteróides, radioterapia, quimioterapia e stents para obstrução da veia cava superior no carcinoma do brônquio: uma revisão sistemática. Clin Oncol (R Coll Radiol) 2002; 14:338-51.

46. Urban T, Lebeau B, Chastang C, Leclerc P, Botto MJ, Sauvaget J. Síndrome da veia cava superior no cancro do pulmão de pequenas células Arch. Intern. Med. 1993; 153: 384-87.

47. BOF M. A importância das endopróteses autoexpansivas no tratamento do síndroma da caverna superior. Tese de Medicina, Nancy I, 1994.

48. Coulomb M, Moro D, Lerumeur Y, Ranchoup Y, Rosepittet L, Brambilla C, et al. Place des nouvelles techniques d'imagerie médicales (TDM et IRM) dans la stratégie diagnostique du syndrome de la veine cave supérieure. Rev Mal Respir 1991; 8: 45-57.

49. Ball JB, Proto AV. A aparência variável da veia intercostal superior esquerda. Radiology 1982; 144: 445-52. 35- 50.

50. Carter MM, Tarr RW, Mazzer MJ, Caroll FE. O "mamilo aórtico" como um sinal de síndrome da veia cava superior iminente. Chest 1985; 87: 775-77.

51. Engel IA, Auh YH, Rubenstein WA, Sniderman K, Whalen JP, Kazan E. CT diagnosis of mediastinal and thoracic inlet venous obstruction (Diagnóstico por TC da obstrução venosa do mediastino e da entrada torácica). Am J Roentgenol 1983; 141:521-26.

52. Becthold RE, Wolfman NT, Karsteadt N, et al. Obstrução da veia cava superior: deteção por TC- Radiology 1985; 157: 485-7.

53. Gooding GAW, Hightower DR, Moore EH, Dillon WP, Lipton MJ. Obstrução da veia cava superior ou das veias subclávias: diagnóstico ecográfico. Radiologia 1986; 159: 663-65.

54. Cosmidis I. Contribuição da TC para o diagnóstico da síndrome da veia cava superior em adultos (cerca de 42 casos). Tese de doutoramento, Nancy, 1995.

55. Cohen R, Mena D, Carbajal-Mendoza R, Matos N, Karki N. Síndrome da

veia cava superior: uma emergência médica? Int J Angiol. 2008; 17:43-46

56. Sculier J, Evans W, Feld R, et al. Síndrome de obstrução da veia cava superior no cancro do pulmão de pequenas células. Cancer. 1986; 57:847-851

57. Kvale PA, Selecky PA, Prakash UB. Colégio Americano de Médicos do Tórax. Cuidados paliativos no cancro do pulmão: ACCP evidence-based clinical practice guidelines (2nd edition).Chest 2007; 132(suppl.3):3685-403S.

58. Brzezniak C, Oronsky B, Carter CA, Thilagar B, Caroen S, Zeman K. Síndrome da veia cava superior em um paciente com câncer de pulmão de pequenas células: um relato de caso. Case Rep Onco 2017; 10:252-257.

59. Marchetii M,Vignoli A, Russo L, Balducci D, Pagnoncelli M, Barbui T, et al. A formação de tubos capilares endoteliais e a proliferação celular induzida por células tumorais são afectadas por heparinas de baixo peso molecular e heparina não fraccionada.Thromb Res 2008;121:637-45.

60. Mousa SA. As heparinas de baixo peso molecular na trombose e no cancro: ligações emergentes.Cardiovasc Drug Rev 2004; 22:121-34.

61. Wan JF, Bezjak A. Síndrome da veia cava superior.Emerg Med Clin North Am 2009; 27:243-55.

62. Schraufnagel DE, Hill R, Leech JA, Pare JA.Obstrução da veia cava superior: é uma emergência médica? Am J Med 1981; 70:1169-74.

63. Rantis P, Littooy F. Tratamento bem-sucedido da síndrome da veia cava superior prolongada com terapia trombolítica: um relato de caso. J. Vasc; Surg. 1994; 20: 108-03.

64. Gray B, Olin J, Graor R, Young W, Bartholomew J, Ruschhaupt W. Safety and efficacy of thromboembolytic therapy for superior vena cava syndrome. Chest 1991; 99: 54-59.

65. Rachapalli V, Boucher LM. Síndrome da veia cava superior: Papel do intervencionista. Jornal da Associação Canadiana de Radiologistas 65(2014) 168-176.

66.Hamzik J, Chudej J, Dzian A, Sokol J, K Ubisz P. Stent endovascular na obstrução maligna da veia cava superior. Revista Internacional de Relatos de Casos de Cirurgia 13 (2015) 84-87.

67. Bergeron P, Reggi M, Jausseran JM, Huet R, Ferdani M, Martelet JP, Longefait H, Courbier F. Our experience of superior vena cava surgery. ANN. CH:Chir.Thorac.Cardio-vasc.1985;39:485-91.

68. Hennequin L, Fade O, Fays J, Bic JF, Jaaffar S, Bertal A, Anthoine D, Bernardac P. Colocação de stent na veia cava superior: resultados com endoprótese wallstent. Radiologia 1995;196 :353-61.

69. Anderson PR, Coia LR. Fractionation and outcomes with palliative radiation therapy (Fracionamento e resultados com radioterapia paliativa). Semin Radiat

Oncol 2000; 10:191-199.

70. Pereira JR, Martins SJ, Ikari FK, Nikaedo SM, Gampel O. Neoadjuvant chemotherapy vs radiotherapy alone for superior vena cava syndrome (SVCS) due to non-small cell lung cancer (NSCLC): preliminary results of randomized phase II trial. Eur J Cancer 1999; 35: Suppl 4:260-260.

71. Loeffler JS, et al. Radiação pré-biópsia de emergência para massas mediastinais: impacto no diagnóstico patológico subsequente e no resultado. J Clin Oncol 1986; 4:716.

72. Chen JC, Bongard F, Klein SR. Uma perspetiva contemporânea sobre a síndrome da veia cava superior. Am. J. Surg. 1990; 160: 207-11.

73. Yellin A, Rosen A, Reichert N, Liebermen Y. Síndrome da veia superior: o mito, os factos. Am. Rev. Respir. Dis 1990; 141: 1114-8.

74. Urban T, Lebeau B, Chastang C, Leclerc P, Botto MJ, Sauvaget J. Síndrome da veia cava superior no cancro do pulmão de pequenas células Arch. Intern. Med. 1993; 153: 384-87.

75. Rodriguez G, Videtic GM, Sur R, Bezjak A, Bradley J, Hahn CA, et al. Radioterapia torácica paliativa no cancro do pulmão: uma diretriz de prática clínica baseada em provas da Sociedade Americana de Oncologia Radiológica. Pract Radiat Oncol 2011; 1: 60-71.

76. Stanford W, Jolles H, Ell S, Chiu LC. Obstrução da veia cava superior: uma classificação venográfica. AJR Am J Roentgenol 1987; 148:259-62.

77. Grutters JP, Kessels AG, Pijls-Johannesma M, De Ruysscher D, Joore MA, Lambin P. Comparação da eficácia da radioterapia com fotões, protões e iões de carbono para o cancro do pulmão de células não pequenas: uma meta-análise. Radiother Oncol 2010; 95:32-40.

78. Liao ZX, Komaki RR, Thames Jr HD, Liu HH, Tucker SL, Mohan R, et al. Influência dos avanços tecnológicos nos resultados em doentes com cancro do pulmão de células não pequenas localmente avançado e irressecável que recebem quimiorradioterapia concomitante. Int J Radiat Oncol Biol Phys 2010; 76:775-81.

79. Gauden SJ. Síndrome da veia cava superior induzida por carcinoma broncogénico: trata-se de uma emergência oncológica? Australas. Radiol. 1993; 37: 363-66.

80. Nicholson AA, Ettles D, Arnold A, Greenstone M, Dyet JF. Tratamento da obstrução maligna da veia cava superior: stents metálicos ou radioterapia. JVIR 1997; 8: 781- 88.

81. Rosch J, Bedell J, Puttnam J, Antonovic R, Uchida B. Gianturco expandable wire stents in the treatment of superior vena cava syndrome recurring after

maximum- tolerance radiation. Cancro 1987; 60: 1243-46.

82. Rodriguez VI, Njo KH, Karim AB. Radioterapia hipofraccionada no tratamento do síndroma da veia cava superior. Cancro 1993; 10: 221-28.

83. Perez CA, Presant CA, Van amburg AL. Tratamento da síndrome da veia cava superior. Semin. Oncol. 1978; 5: 123-34.

84. Boumghar M. Síndrome de compressão da veia cava superior. Análise de três observações de descompressão cirúrgica. Ann. Chir: Chir. Thorac. Cardio-vasc. 1985; 39: 507-11.

85. Straka C, Ying J, Kong FM, Willey CD, Kaminski J, Kim N. Revisão da evolução das etiologias, implicações e estratégias de tratamento da síndrome da veia cava superior. Straka et al. SpringlerPlus (2016); 5 :229.

86. Yedlicka JW, Schultz K, Moncada R, Flisak M. Achados de TC na obstrução da veia cava superior. Semin Roentgenol 1989; 24: 84-9.

87. Dhaliwal RS, Das D, Luthra S, Singh J, Mehta S, Singh H. Gestão da síndrome da veia cava superior por bypass da veia jugular interna para a veia femoral. Ann Thorac Surg 2006; 82:310-312.

88. Lochridge SK, Knibbe WP, Doty DB. Obstrução da veia cava superior. Surgery 1979; 85: 14-24.

89. Ampil FL, Caldito G, Devarakonda S, Vora M, Mills G e Milligan S. Longevidade após radioterapia de cancro do pulmão em estádio III: a obstrução da veia cava superior está associada à mortalidade precoce. Ann Palliat Med 2018; 7(2):242-248.

90. Wang J, Liang J, Wang W, Ouyang H e Wang L . Trombose maligna da veia cava superior causada por cancro do pulmão de células não pequenas tratado com radiação e erlotinib: um caso com resposta completa e prolongada ao longo de 3 anos. Onco Targets Ther. 2013; 6: 749-753.

91. Büstgens FA, Loose R, Ficker JH, Wucherer M, Uder M, Adamus R. Implantação de stent para síndrome da veia cava superior de causa maligna. Rofo. 2017 maio; 189(5):423-430.

92. Marcy PY, Magne N, Bentolila F, Drouillard J, e Bruneton JN, Descamps B. Obstrução da veia cava superior: é necessário colocar um stent? Cuidados de Apoio ao Cancro 2001; 9:103-107.

93. Kim HJ, Kim HS, Chung SH. Diagnóstico por TC da síndrome da veia cava superior: importância dos vasos colaterais. AJR Am J Roentgenol 1993; 161:539-42.

94. Putila J, Guo NL.Combinar a DPOC com informações clínicas, patológicas e demográficas melhora o prognóstico e a previsão da resposta ao tratamento do cancro do pulmão de células não pequenas.PLos One 2014; 9(6):e100994.

95. Kim H, Lussier YA, Noh OK, Li H, Oh YT, Heo J. Implicações

prognósticas da função pulmonar no início da radioterapia pós-operatória no cancro do pulmão de células não pequenas. Radiother Oncol 2014; 113(3):374-8.

96. Martins SJ, Pereira JR.Factores clínicos e prognóstico no cancro do pulmão de células não pequenas. Am Clin Oncol 1999; 22:453.

97. National Comprehensive Cancer Network.NCCN Clinical Practice Guidelines in Oncology v.1.2016.Non-Small Cell Lung Cancer. Disponível em: http://.nccn.org/professionals/physician-gls/pdf/nscl.pdf.

98. Reck M, Popat S, Reinmuth N, Ruysscher D, Kerr KM, Peters S, Grupo de Trabalho das Diretrizes da ESMO. Cancro metastático de células não pequenas (NSCLC): Diretrizes de Prática Clínica da ESMO para o diagnóstico, tratamento e acompanhamento. Ann Oncol 2014; 25 Suppl 3:27-39.

99. Tjulandin S,Imyanitov E,Moiseyenko V,Ponomarenko D,Gurina L,Koroleva I,et al.Estudo de coorte prospetivo das caraterísticas clínicas e dos padrões de gestão de doentes com cancro do pulmão não pequeno na Federação Russa:EPICLIN-lung.Curr Med Res Opin 2015;31(6):1117-27.

100. Mose S, Stabik C, Eberlein K, Ramm U, Böttcher HD, Budischewski K. Análise retrospetiva da síndrome da veia cava superior em doentes oncológicos irradiados. Anticancer Res. 2006 Nov-Dez;26(6C):4933-6.

RESUMO

O cancro broncopulmonar (CBP) é a principal causa de síndrome venosa superior (SVS). O objetivo deste estudo é estabelecer um perfil clínico, radiológico e evolutivo da SCS associada ao PBC, examinar as modalidades de tratamento terapêutico e avaliar a sobrevivência, identificando e analisando os factores de prognóstico.

Este é um estudo retrospetivo de doentes seguidos por SCS secundária a cancro broncopulmonar primário. Em 41,7% dos casos, a SCS foi o primeiro sinal de apresentação da neoplasia, enquanto 16,6% dos casos apresentaram SCS metacronicamente. O tipo histológico mais frequentemente associado à SCS foi o carcinoma pulmonar de pequenas células (40,7%).

A tomografia computorizada (TC) torácica com contraste é o exame fundamental para o diagnóstico de SCS. O achado mais comum na TC foi a invasão tumoral da veia cava superior (62,2%). O prognóstico a curto prazo depende das consequências do edema cerebral e laríngeo e das complicações associadas, enquanto o prognóstico a longo prazo é influenciado principalmente pela etiologia subjacente.

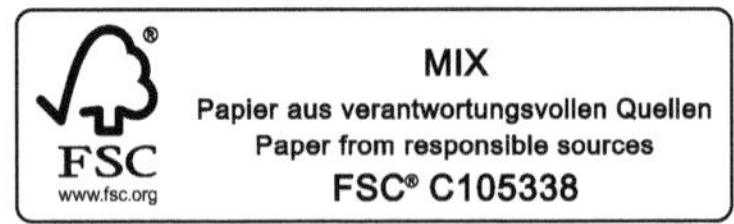

Printed by Books on Demand GmbH, Norderstedt / Germany